医药科普丛书

一本书读懂
青春痘

主编　王西京

中原农民出版社

·郑州·

图书在版编目(CIP)数据

一本书读懂青春痘/王西京主编. —郑州：
中原农民出版社,2016.6(2018.8 重印)
(医药科普丛书/温长路主编)
ISBN 978 - 7 - 5542 - 1419 - 0

Ⅰ.①一… Ⅱ.①王… Ⅲ.①痤疮-中医疗法-问题
解答 Ⅳ.①R275.987.3 - 44

中国版本图书馆 CIP 数据核字(2016)第 088092 号

一本书读懂青春痘

YIBENSHU DUDONG QINGCHUNDOU

出版社:中原农民出版社
地址:河南省郑州市经五路 66 号　　邮编:450002
网址:http://www.zynm.com　　电话:0371 - 65751257
发行:全国新华书店
承印:新乡市天润印务有限公司

投稿邮箱:zynmpress@sina.com
医卫博客:http://blog.sina.com.cn/zynmcbs
策划编辑电话:0371 - 65788653　　邮购热线:0371 - 65724566

开本:710mm×1010mm　1/16
印张:12.5
字数:190 千字
版次:2016 年 6 月第 1 版　　印次:2018 年 8 月第 3 次印刷

书号:ISBN 978 - 7 - 5542 - 1419 - 0　　定价:31.00 元
本书如有印装质量问题,由承印厂负责调换

内容提要

　　青春痘，在医学上称为痤疮，是一种发病率极高的皮肤病。据资料证实，患有青春痘或者曾经患过青春痘的人，在人群当中可占八九成之多。青春痘的发病原因复杂，病程漫长，而且影响仪容仪表，给广大患者特别是青春期患者造成了很大困扰。本书采用一问一答的形式，将专家临床经常遇到的、患者关心的问题，用通俗的语言进行了解答。本书对青春痘的基础知识、发病原因、临床表现、严重类型、特殊类型、诊断和鉴别、治疗指南进行了详尽的阐述。书中还介绍了青春痘的药物治疗、中医疗法、物理疗法、饮食疗法、美容疗法、特殊疗法、治疗现状和发展、预防和护理、相关疾病等内容。希望本书对那些被青春痘困扰的人们会有帮助，同时，为普及常见皮肤病的相关知识、维护广大民众的皮肤健康贡献一分力量。

一套丛书，两年间出版了 24 种，不仅被摆放在许多书店的显眼位置，有不错的卖点，而且还频频在各类书展中亮相，获得读者的好评。2014 年 2 月，其中的 19 种已通过手机上线阅读，把它带进了更广阔的空间……这些信息既让我高兴，也使我惊讶：一个地方性的出版社能有如此之光彩，可见其决策者运筹之精、编辑人员付出之多、市场运作人员对机缘的把握之准了。在平面出版物不断受到冲击的今天，这是不是应当引起关注和研究的一个现象呢！百姓的需求是最大的砝码，读者的喜爱是最好的褒奖，中原农民出版社不失时机地组织专家又编写出一批后续书目，并于 2014 年 7 月起陆续推出。作为这套丛书的主编，我抑制不住内心的冲动，提笔写下这段话，以为这套丛书的高效繁衍鼓劲、助力！

继续推出"医药科普丛书"的意义，起码有三点是可以肯定的：

一是，为国民健康素养的提高提供食材。2012 年，我国居民的基本健康素养水平只有 8.8%，处于比较低的层次，与中国的大国地位和整体国力很不适应。2014 年 4 月，国家卫生和计划生育委员会在《全民健康素养促进行动规划（2014—2020）》中提出了 5 年后要将这个水平提高到 20% 的目标，这既是一项利国利民的大事，也是一项涉及诸多方面的艰巨任务。作为医学科学工作者，最方便参与、最有可能做到的就是利用自己的知识、智慧和创造性劳动，在向受众提供诊疗服务的同时，进一步加大对医学知识普及的广度、深度、力度和强度，通过讲健康知识、写科普作品，面传心授，身体力行，用群众喜闻乐见的形式向他们传播科学的生活理念和生活方式。"医药科普丛书"的承载中，就包含有这样崇高的使命。

二是，为医疗制度改革的顺利进行拓宽思路。我国正在进行的医疗制度改革，事关国计民生。疾病谱的快速变化、老龄化的日趋突出，困扰着未来世界的发展，也困扰着社会的安宁。美国的人均年医疗经费投入已高达 8 700 美元（占美国 GDP 的 17.7%，是全球总投入的 1/4），而国民健康水平（发病率和人均寿命）在世界卫生组织 191 个国家的排名中却一直徘徊在第 18～20 位。我国虽然在过去短短几十年时间就完成了西方国家一二百年才完成的转变,但同时也存在着发展中国家所面临的疾病和健康的双重负担。如不及早干预,未来国家 GDP 的 1/4 将用于医疗。要解决十几亿人口的健康问题,必须寻找一条符合我国国情的路子,用李克强总理的话说,就是用中国式的方法去解决世界难题。"医药科普丛书"的承载中,也包含着这样积极的因子。

三是,为健康服务业的发展增添动力。2013 年 10 月,国务院正式出台了《关于促进健康服务业发展的若干意见》(以下简称《意见》),要求充分调动社会力量的积极性和创造性,扩大供给,创新发展模式,促进基本和非基本健康服务协调发展,力争到 2020 年,基本建立覆盖全生命周期、内涵丰富、结构合理的健康服务业体系。《意见》中提出的今后一个时期发展健康服务业的八项任务,体现在治疗、预防、保健、康复的各个层面,如何实现对疾病干预的前移,树立超前的健康管理意识,是重中之重的工作。它对降低发病率、减少疾病痛苦、节约卫生资源、增加健康指数、增强国力都有不可估量的作用。围绕这一理念,在健康预测、健康评估、健康教育、健康维护、健康干预等领域大有作为。"医药科普丛书"的承载中,还包含了这样有益的探索。

"医药科普丛书"的作者,都是各个学科的专家,资质是完全可以放心的。已经出版的 24 种书,传播了健康的正能量,产生了较大的影响,这是应当肯定的主旋律。仔细阅读就会发现,有的书文笔老到,深入浅出,趣味引人,出自长期从事科普的高手;有的书,墨花四溅,激情横溢,单刀直入,出自牛刀初试的新秀。越来越多的医学工作者爱科普、做科普,成为学术与科普并举的双重能手,这是一种值得称道的好现象。学术与科普,既是可以互相渗透、互相促进,命运密不可分的同宗学问,又是具有不同个性特点的两个领域,如何在二者之间找到恰当的切合点、交融处,是文化和科学传播中需要认真探索和努力解决的问题。建议丛书的后续作品,进一步处理好政治与学术、文化与科学、中医与西医、创新与普及、养生与养病、偏方与正方、食养与食疗、高雅与通俗、书本与实用、引用与发挥等关系,立足基层、立足老百姓的实际需求,以指导大众健康生活方式的建立、养生理念的形成和常见病、多发病的防治方法为主,兼顾不同人群的不同需求,采取多样性的形式,有针对性地为民众提供科学、有用、有理、有趣的知识和技能,成为他们追求健康、幸福人生的好帮手、好朋友。

以上这段话，是感慨之中一气呵成的，充以为序，以与作者、编者、读者共勉吧！

潘吉祥

2014 年 6 月 6 日　北京

序

人类疾病谱虽然不断发生着变化，但常见病依然是影响健康长寿的最主要因素。以最多见的慢性病为例，心脑血管疾病、恶性肿瘤、呼吸系统疾病、糖尿病每年的死亡人数分别为 1 700 万、760 万、420 万、130 万，占世界死亡人数的 85% 左右，其中有 30% 的死亡者年龄还不足 60 岁。我国的情况也不乐观，政府虽然逐年在增加医疗投资，但要解决好十几亿人口的健康问题，还必须循序渐进，抓住主要矛盾，首先解决好常见病的防治问题。如何提高人们对健康的认知、对疾病的防范意识，是关系国计民生的紧迫话题，也自然是医药卫生工作者的首要任务。

2009 年 10 月，在长春市召开的庆祝新中国成立 60 周年优秀中医药科普图书著作奖颁奖大会上，中原农民出版社的刘培英编辑提出了要编纂一套"医药科普丛书"的设想，并拟请我来担任这套丛书的主编，当时我就表示支持。她的设想，很快得到了中原农民出版社领导的全力支持，该选题被列为 2011 年河南省新闻出版局的重点选题。2010 年，他们在广泛调查研究的基础上，筛选病种、确定体例、联系作者，试验性启动少量作品。2011 年，在取得经验的前提下，进一步完善编写计划，全面开始了这项工作。在编者、作者和有关各方的通力合作下，《一本书读懂高血压》《一本书读懂糖尿病》《一本书读懂肝病》《一本书读懂胃病》《一本书读懂心脏病》《一本书读懂肾脏病》《一本书读懂皮肤病》《一本书读懂男人健康》《一本书读懂女人健康》《一本书读懂孩子健康》《一本书读懂颈肩腰腿痛》和《生儿育女我做主》12 本书稿终于脱颖而出，在龙年送到了读者面前。今年，《一本书读懂失眠》《一本书读懂过敏性疾病》《一本书读懂如何让孩子长高》《一本书读懂口腔疾病》又和大家见面了，这的确是一套适合普通百姓看的科普佳作。

在疾病的防治方法上，如何处理好中西医学的关系问题，既是个比较敏感的话题，又是个不容回避的问题。我们的态度是，要面对适应健康基本目的和读者实际需求的大前提，在尊重中西医学科各自理念的基础上，实现二者的结合性表述：认知理念上，或是中医的或是西医的；检查手段上,多是西医的;防治方法上,因缓急而分别选用中医的或西医的。作为这套丛书的基本表述原则,想来不必羞羞答答,还是说明白了好。毋庸遮掩,这种表述肯定会存在这样或那样的不融洽、不确切、不圆满等不尽如人意处,还需要长期的探索和艰苦的磨合。

东方科学与西方科学、中医与西医,从不同的历史背景之中走来,这是历史的自然发展。尽管中医与西医在疾病的认识上道殊法异,但殊途同归,从本质上看,中西医之间是可以互补的协作者。中西医之间要解决的不是谁主谁次、谁能淘汰谁的问题,而是如何互相理解、互相学习、互相取长补短、互相支持、互相配合的问题。这种"互相"关系,就是建立和诠释"中西医结合"基本含义的出发点与归宿点。人的健康和疾病的无限性与医学认识活动的有限性,决定了医学的多元性。如果说全球化的文化形态必然是不同文化传统的沟通与对话,那么,全球时代的医疗保健体系,必然也是不同医疗文化体系的对话与互补。当代中国医疗保健体系的建立,必然是中西医两大医学体系优势互补、通力合作的成果。中西医长期并存、共同发展,是国情决定、国策确立、国计需求、民生选择的基本方针。从实现中华民族复兴、提高国民健康素质和人类发展进步的共同目标出发,中西医都需要有更多的大度、包容、团结精神,扬长避短,海纳百川,携手完成时代赋予的共同使命。医学科普,是实现中西医学结合和多学科知识沟通的最佳窗口和试验田。不管这一认识能不能被广泛认可,大量的医学科普著作、养生保健讲座实际上都是这样心照不宣地进行着的,无论是中医的还是西医的。

世界卫生组织称,个人的健康和寿命60%取决于自己、15%取决于遗传、10%取决于社会因素、8%取决于医疗条件、7%取决于气候的影响,这就明确告诉我们,个人的健康和寿命,很大程度上取决于自己。"取决"的资本是什么? 是对健康的认知程度和对健康正负因素的主动把握,其中最主要的就是对疾病预防问题的科学认识。各种疾病不仅直接影响到人的健康和生活质量,而且严重影响到人的生存状况和寿命。我国人均寿命从新中国成立之始的35岁升高到2005年的73岁,重要原因之一就是疾病防治手段不断得到改善和提高。如果对疾病防控的技术能够再提高一些,这个数字还有上升的余地。摆在读者面前的这套《医药科普丛书》,就是基于这种初衷而完成的,希望读者能够喜欢它、呵护它、帮助它,让它能为大家的健康给力!

新书出版之际，写上这些或许不着边际的话，权以为序。

陆书新

2013 年春　于北京

青春痘的基础知识

青春痘的发病原因

青春痘的临床表现

青春痘的严重类型

青春痘的特殊类型

青春痘的诊断和鉴别

青春痘治疗指南

青春痘的药物治疗

青春痘的中医疗法

青春痘的物理疗法

青春痘的饮食疗法

青春痘的美容疗法

青春痘的特殊疗法

青春痘的治疗现状和发展

青春痘的预防和护理

青春痘的相关疾病

青春痘的基础知识

1 青春痘是怎样一种病

春节过后，有很多学生模样的人来医院看脸上的青春痘。他们最常问的问题就是，青春痘是怎样一种病？为什么会得青春痘？

青春痘，在医学上又称痤疮，是发生在毛囊皮脂腺的一种慢性炎症性疾病。青春痘主要发生于青少年，过了青春期之后，大多数患者的病情能自然减轻或者痊愈。

根据资料证实，除了少年儿童之外，人群中的绝大多数人，都患有青春痘或者曾经患过青春痘，这个比例为 80％～90％。青春痘发生的原因有很多，但是最直接的原因是毛囊皮脂腺导管的堵塞。当导管发生堵塞之后，毛囊皮脂腺里面的油脂就不能顺利排出，日积月累就形成一个一个的小粉刺。这样，就形成了青春痘。

春节是我们中国最大的传统节日，品尝美食是欢度春节永恒的主题。青春痘的发病与高脂、高糖食品的过量摄入，以及辛辣刺激性食物的摄入有很大关系，因此，春节前后，就成了青春痘的高发时段。

2 青春痘与痤疮是什么关系

最近，在微信上流行一个帖子，"咱俩是什么关系"，其内容直戳人们心底，因此，被转来转去。那么青春痘和痤疮是啥关系？大家一定也很关心。

其实，青春痘和痤疮指的是同一种疾病。青春痘就是痤疮，痤疮就是青春痘。只不过前者是一种通俗的、传统的称呼,后者是现代医学的通用名称。一般是老百姓叫"青春痘",医生护士则叫"痤疮"。

一个人小时候,会有一个小名,或者乳名,如"毛毛、二蛋"等。将进学堂时家长和老师就会给他取一个大名,或者学名,如"李红超、王长骏"等。青春痘和痤疮的关系,就是乳名和学名的关系。

3　为什么痤疮又叫青春痘

痤疮,是发生在毛囊皮脂腺的一种慢性炎症性皮肤病。这种病主要发生于青少年,过了青春期之后,大多数患者的病情能自然减轻或者痊愈。因此也被称为"青春痘"。

其实,"青春痘"并不是青年人的专利。青春期前的少年,甚至婴幼儿也可以得青春痘。30 岁甚至 40 岁以上的中年人,也可以患青春痘,而且病情比较严重。但是,发生这种情况的机会相对要小一些。

4　什么是皮脂腺？　在人体是如何分布的

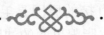

琳琳去医院看青春痘,医生告诉她,"这是你的皮脂腺出了问题,有了炎症"。琳琳就有些疑问:皮脂腺究竟是啥样一个东西?人体哪些部位存在皮脂腺呢?

医生介绍,皮脂腺存在于我们的皮肤上,属于皮肤的一种重要附属器官。皮脂腺分布很广,除人体的掌跖与指趾屈面外,几乎在我们的全身都有分布。甚至在唇红区、阴茎、龟头、包皮内面、小阴唇、大阴唇内侧和阴蒂等处,也可有皮脂腺存在。

另外,在女性生殖器的皮肤黏膜表面、乳晕、舌、子宫颈等处,也可见少量游离的皮脂腺。比如,在有些人的唇边缘,可见淡黄色的米粒大小的疙瘩,被称为皮脂腺异位症,就是由增生的皮脂腺聚合而成的。

医生告诉琳琳,青春痘就是毛囊皮脂腺的一种炎症,琳琳就属于这种情况。最后,医生给琳琳开了一些药物,让她按时服用,并叮嘱她,要定期复诊,需要 2～3 个月,就可能把病治好。

5　为什么青春痘皮损容易发生在头面部位

在我们身体的各个部位,皮脂腺的分布密度是有差异的。在头皮、面部,特别是前额、鼻翼等处皮脂腺数目最多,而在躯干部位则以靠近身体中线处较多。因此,人体的头面部位、躯干中线部位,以及腋窝等处被称为皮脂溢出部位。

青春痘是发生在毛囊皮脂腺的一种慢性炎症。因此,青春痘的皮肤损害也就容易发生在人体的头面部位,以及前胸、肩胛之间等靠近躯干中线的部位。

在人体的四肢(特别是小腿外侧)部位,皮脂腺数目最少,掌跖及指趾屈面则没有皮脂腺。因此,就很少或不发生青春痘的皮肤损害。

6　皮脂腺通常可分为哪些类型

通常,皮脂腺可分为以下三种类型:

第一类是附属于毛囊的皮脂腺,这种皮脂腺开口于毛囊,和毛发共同构成毛囊皮脂腺结构。通常,青春痘的炎症就发生在这个部位。

在人体的平滑皮肤上,密布着许多细微的毛发,叫毳毛。第二类皮脂腺就与毳毛有关系,它的导管就直接开口于身体的表面。

另外,还有一类皮脂腺属于独立皮脂腺,它们分布在人们的口唇,男性阴茎包皮内面,女性的小阴唇、大阴唇内侧,女性的阴蒂与乳晕等处。这类皮脂腺和毛发没有关系。

7　皮脂腺是怎样构成的

无论与毛囊有没有关系,皮脂腺的结构基本上是相同的,都可分为腺体及导管两个部分。

腺体:呈水疱状,由很多层的细胞组成,在这些细胞组织的周围有一薄层的网络样的组织,将细胞固定在一定的位置。在尚未发育成熟的时候,腺体中的脂肪小滴积聚在中央部分的腺细胞内。腺细胞内有较大的脂肪滴,细胞核浓缩,细胞质呈网格状。最后,细胞核凝固收缩直到消失,细胞破裂。细胞内的脂肪滴和细胞碎片,组成无定型物质,也就是皮脂。皮脂通过皮脂腺导管排出到达皮肤表面或毛囊内。腺体最外一层的细胞多表现为立方形,与导管的上皮细胞连续,此层细胞在不断增殖,因此可不断形成皮脂。

导管:由一些特殊的上皮细胞构成。导管向下与毛囊的外毛根鞘相连,向上则和表皮的底层细胞连接在一起。独立皮脂腺的情况则比较特殊。它的导管是与表皮或黏膜上皮的底层细胞连接在一起的。

8 皮脂腺是如何进行分泌和排泄的

皮脂腺号称"全浆分泌腺"。这个"全浆分泌",听起来有些复杂,其实就像"人肉炸弹"一样,是一种自我牺牲式的工作或奉献。当皮脂腺细胞产生足够的皮脂后,它就会自我破裂,将内容物排入皮脂腺的导管,进而被排出皮肤表面,形成皮面脂质。

在皮脂腺细胞由基底层向中心部迁移过程中,合成的脂质也储存于它的细胞质内,最终可使细胞体积增大到100多倍。一般皮脂腺的寿命为2～3周,而其合成脂质最活跃的时间就是在皮脂分泌到管腔内的前1周。

9 在身体的不同部位,皮脂腺的分布有什么不同

在身体的不同部位,皮脂腺的分布密度是不一样的,皮脂的分泌量也会有很大差异。有学者测定,在3小时内,前额每平方厘米可分泌皮脂150～300微克,而躯干及四肢每平方厘米分泌的皮脂量仅为5～10微克。

由于皮脂分泌量较大,前额部位就容易生出青春痘。反之,由于

皮脂分泌量较少,在秋冬季节,老年人小腿部位若洗澡过于频繁,就容易产生皮肤瘙痒等。

10 皮脂包含哪些成分？ 为什么四环素可用来治疗青春痘

皮脂是由多种脂类物质组成的混合物。其中,主要含有角鲨烯(12%)、蜡酯(25%)和三酰甘油(57%)。另外,还含有少量可能来自表皮的胆固醇和胆固醇酯。角鲨烯是皮脂中最有代表性的成分。蜡酯则是由脂肪酸酯化而形成,是在皮脂腺内直接合成的。三酰甘油进入皮脂腺导管后,可被导管内存在的细菌水解为单酰甘油和二酰甘油,水解率在5%~50%。

研究表明,青春痘患者在口服四环素后,三酰甘油的水解率会明显下降。因此,四环素类抗生素可以用来治疗青春痘。

11 在人的成长过程中，皮脂的成分会经历哪些变化

在人的成长过程中,从出生到性成熟期,身体的皮脂成分会有两次比较显著的变化。第一次是在出生后不久,由于母体激素的影响,婴儿的皮脂与成人皮脂成分相近。2~8岁时,儿童的皮脂中蜡酯和角鲨烯含量会减少,而胆固醇和胆固醇酯含量则比较高。到了青春前期的8~10岁,蜡酯和角鲨烯含量可达到成人2/3的水平。10~15岁时则可接近成人的水平。

女性进入老年,其皮脂腺分泌活动就基本停了下来,而老年男性的皮脂腺则可以保留部分的分泌功能。

12 在人的生命活动中，皮脂有什么作用

皮脂,就是指由皮肤附属器所产生的脂类物质。在一些人的眼中,皮毛之事都是小事,皮脂更属无关紧要的东西。其实,在皮肤的功能活动中,皮脂发挥着重要作用。

第一,它可以形成皮面脂膜,对皮肤起润滑和保护作用。如果没

有皮脂的这种润滑和保护作用,我们的皮肤不知会被擦伤、撞伤或撕裂多少次。

第二,皮面脂膜中存有游离脂肪酸,可以抑制某些病原微生物,如真菌和细菌的生长,从而预防皮肤感染。

这就像在我们这个世界里,有些人很普通,很平凡,不发生什么事情,就没有人会注意他们。通常,我们的皮肤是完整的、健康的、美丽的,没有出现疖子、脓疱或者各种的癣,这些都是和皮脂所发挥的作用分不开的。

13　人体的内分泌系统是如何对皮脂分泌进行调节的

内分泌系统对于皮脂分泌的调节,主要是通过雄激素、孕激素、肾上腺皮质激素、垂体激素、雌激素等进行的。

雄激素对皮脂的分泌影响最大。雄激素可以促进皮脂腺细胞的分裂,使其体积增大,加快皮脂的合成,所以,青春期男性的皮脂腺明显增大,其皮脂合成量较青春期前增加 5 倍以上。肾上腺皮质激素,包括由肾上腺皮质生成的雄激素及其前体,均可增强皮脂腺的活性,使皮脂腺体积增大,皮脂合成增加。而外源性糖皮质激素,则可以通过抑制雄激素的活性或直接作用于皮脂腺,使皮脂的合成减少。

在我们的大脑中,有一个很重要的结构,叫脑垂体。脑垂体可以产生许多的激素,其中的生长激素、泌乳素等,都可以直接促进皮脂的分泌,也可以与雄激素联合起来,共同促进皮脂的分泌。此外,脑垂体产生的促黑激素也可能具有促进皮脂分泌的作用。主要证据在于孕妇和哺乳期妇女血中促黑激素水平较高,而此时皮脂的分泌也明显增多。

雌激素对于皮脂分泌的作用恰好与雄激素相反。雌激素既可以抑制内源性雄激素的产生,也可以直接作用于皮脂腺,从而导致皮脂分泌减少。

目前,关于孕激素对皮脂腺的作用尚存在不同看法。有人认为大剂量孕激素可以促进皮脂分泌。据报道,局部应用孕激素,也可以使皮脂腺分泌受到抑制。

14　除了内分泌因素之外，皮脂分泌还会受哪些因素影响

　　除了内分泌因素之外，皮脂分泌还可能受到许多因素影响。其中，异维A酸可减少皮脂腺分泌，主要表现为皮脂腺细胞中脂滴明显减少，同时，在皮面脂膜中由于皮脂较少，从而出现较多的胆固醇。

　　另外，禁食与表皮损伤也会对皮脂分泌产生影响。禁食可使皮脂分泌减少，分泌速度变慢，皮脂成分也会发生改变。此时，因蜡酯和三酰甘油的合成受到抑制，这两种成分的含量就会减少。表皮损伤时，皮脂腺结构可能受到破坏，皮脂腺的分泌相应会减少，甚至停止。这时，皮脂腺外周的细胞则可分化为角质形成细胞，来对创伤进行修复。

15　目前青春痘的流行状况是怎样的

　　青春痘是一种青春期多发的疾病，研究发现，有90%以上的青少年，可不同程度地患有此病，男女均可患病。此病多在15～16岁发病，25～30岁逐渐缓解，但也有少数人可以在成年后持续许多年。当青春痘发生于21岁以上的男性时，它常常是聚合性青春痘。在这些病例中，背部常常是主要发病部位。根据美国学者Stern的调查，年龄在15～44岁的人群中，大约27%的女性和34%的男性患有活动性青春痘。

　　在国内，王进德调查了5 972例中学生，发现男性患病率占45.6%，女性占38.5%。男性13岁组发病率低于女性，其余均高于女性。随着年龄的增大，青春痘的发病率逐渐升高，到16岁时可达到最高峰。

16　青春痘的皮肤表现有哪些特点

　　青春痘的皮肤损害常常发生在患者的面部和胸背部。初发的基本损害只是粉刺，并无明显炎症。粉刺为针头大的小结节，可分为两

种类型。"黑头粉刺"位于开放的毛囊口顶端,可挤出较硬的脂栓。"白头粉刺"或"闭合性粉刺"则为可触及的小结节,位于皮内,但没有"黑头"存在。伴随着病情的进一步发展,患者可出现各种炎症性皮损及后遗病变,包括红色小丘疹、小脓疱、炎症性结节、囊肿、脓肿、窦道和瘢痕等。

患者往往同时存在多种皮肤损害,但常常以某一种皮疹为主。青春痘常常无明显自觉症状。炎症较重的皮损可引起疼痛和触痛等不适,并对患者的容貌有一定的影响。

17 在显微镜下,青春痘的皮肤损害会有哪些变化

青春痘的病理表现,主要是以粉刺周围的毛囊性炎症为特征。其中,脓疱性青春痘,其毛囊脓肿周围有大量的炎症性渗出物,含有较多的淋巴细胞和多形核白细胞。生长缓慢的皮肤损害除了上述变化之外,还可发现较多的浆细胞、异物巨细胞以及成纤维细胞的增生。如果皮肤损害较为广泛,皮脂腺可部分或全部被破坏。有时,会伴有较大的囊肿形成,甚至可能形成内衬有上皮细胞的窦道。

18 青春痘和水痘有什么不同

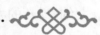

> 前两天,在皮肤科门诊,邻居梅姐带着6岁的儿子来找我看病。宝宝这两天发热,体温达到38℃,并且头上和胸背部长了许多绿豆大小水疱,有些瘙痒。我给宝宝仔细检查了一下,发现他得了水痘。
>
> 梅姐一听,就指着自己的脸让我看。她脸上也长了一些红疙瘩,以前看过,医生说是青春痘。并且问我,是不是自己传染给宝宝的?

青春痘是青少年在青春期多发的一种皮肤病,当然也可以发生

在存在内分泌问题的成年人。这种病主要与体内雄激素水平过高、毛囊皮脂腺导管的过度角化，以及痤疮丙酸杆菌感染有关。常表现为粉刺、黑头、丘疹、脓疱、结节、囊肿等。痊愈后还可能留下痘印。

水痘是春季多发的一种病毒性疾病，由水痘-带状疱疹病毒感染引起，属于一种经呼吸道传染的疾病。此病多发生于2～6岁的学龄前儿童，主要表现为发热、咳嗽、全身出现绿豆大小水疱，并有轻度瘙痒。水痘有时也可以发生于成年人，病情常比较严重，但这种情况比较少见。

青春痘和水痘虽然都叫"痘"，但此痘非彼痘，二者并没有什么关系。

听了我的解释，梅姐如释重负。她让我给宝宝开了一些治疗水痘的药物，就离开了医院。

19　青春痘和痔疮有什么关系

青春痘，又称"痤疮"。因为这个"痤"字，总有人联想到"坐"。于是就有人误解，认为青春痘和痔疮是一种病。

青春痘又名痤疮、粉刺，是一种常见的炎症性皮肤病。此病多发生在人的青春发育期，其发病主要与体内雄激素水平增高、毛囊皮脂腺导管堵塞以及微生物感染有关。青春痘的皮肤损害以面部多见，也可发生在前胸和后背等部位。油性皮肤的人更加严重，特点为粉刺、丘疹、脓疱、结节和囊肿。

痔疮是一种很常见的肛肠科疾病。俗语说"十人九痔"，可见此病发病率很高。痔疮，是由于肛门附近的静脉曲张，血管肿胀，形成一个或数个静脉团或痔核，从而影响排便，并有疼痛、便血等症状。痔疮常发生在久坐不动的人、持续便秘的人、喜欢肉食的人、肥胖的人。尤其是孕妇，因为腹腔压力过大，特别容易患上痔疮。

痤疮和痔疮，这两个名字在形态上有些类似。但是，青春痘和痔疮绝对是两码事，千万不要将二者混为一谈。

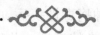

20 屁股上能长青春痘吗

前几天,王刚的左侧臀部长出了一个绿豆大红色小疙瘩,后逐渐增大到蚕豆大小,并且疼得厉害。室友们跟他开玩笑,说他可能得了青春痘。于是他就来到了附近一家医院的皮肤科。医生仔细检查后,告诉王刚,这不是青春痘,而是"坐板疮"。

医生告诉王刚,坐板疮,其实是一种发生于臀部的深部毛囊炎。此病常发于夏秋季,多因炎热潮湿季节,久坐板凳,经常出汗,引发毛囊深部的细菌感染,从而导致此病发生。

医生介绍,坐板疮主要发生在臀部经常受压的部位。初起时,为单个或多个的红色丘疹。逐渐增大,可发展成丘疹性脓疱,变成红色硬性结节。最后,坐板疮的皮肤损害可能形成乳头状增生或形成瘢痕硬结,往往反复发作,病程持续数周或数月,不容易治愈。患者自觉瘙痒或有轻度疼痛,一般没有全身症状。

王刚作为一名 IT 工作人员,经常坐在电脑前工作,很容易患这种病。医生提醒王刚,炎热的夏季是坐板疮的多发季节,久坐的人们一定要重视预防该病的发生。

首先,要注意个人皮肤的清洁卫生,避免搔抓和挤压患处。其次,要避免捂、热以及过度流汗,不要穿太紧或太硬的裤子。再次,应使用透气性能好的坐垫,通风降温,以减少汗水对臀部皮肤的浸渍作用。另外,患者平时要尽量少喝酒,少吃油腻和辛辣刺激性食物,多食新鲜蔬菜、水果,增加纤维素物质的摄入,保持大便通畅。

最后,医生给王刚开了罗红霉素胶囊,以及一些具有清热解毒作用的中成药。同时,要求他外用黄柏或苦参煎汤熏洗、坐浴。医生说,这样治疗 1 周,病情就会明显缓解。治疗 2~4 周,就可望痊愈。

青春痘的发病原因

1 发生青春痘的原因有哪些

青春痘是发生在毛囊皮脂腺的一种慢性炎症性皮肤病,多发于青少年。青春痘的发病原因比较复杂,主要与皮脂分泌过多、毛囊皮脂腺导管堵塞、痤疮丙酸杆菌感染等因素有关。

另外,遗传、内分泌障碍、免疫功能紊乱、多脂多糖及刺激性饮食、高温及某些化学因素,对青春痘也有诱发或加重作用。

2 为什么说青春痘是一种内分泌疾病

经过长期的临床研究,皮肤病学者发现,人们在青春期之前很少发病,因为各种原因做过男性生殖器官切除术的人也不发病,这就说明了一个问题,雄激素在青春痘发病过程中发挥着重要作用。

因为皮脂腺的发育和分泌功能直接受到雄激素的支配。雄激素的代表物质是睾酮和双氢睾酮,它们都可以通过一些途径来刺激皮脂腺细胞的更新以及脂类物质的合成,引起皮脂分泌增多。

皮脂腺开始分泌的皮脂是角鲨烯、蜡酯和三酰甘油的混合物,另外,还有很少量的胆固醇和胆固醇酯,但没有游离脂肪酸。

基于以上认识,人们认为青春痘是一种内分泌疾病。

3　为什么女人也会得青春痘

最近,小玲脸上长了许多小痘痘,皮肤科医生说,小玲得的病叫青春痘。医生还说,青春痘的发生与体内雄激素水平过高密切相关。小玲觉得有些奇怪,女人体内产生的主要是雌激素,为什么女人也会得青春痘呢?

医生告诉小玲,其实,女人的卵巢除了产生雌激素之外,也会产生少量雄激素。另外,女人的肾上腺皮质也可以产生一些雄激素。如果雄激素产生过多,也可以导致青春痘发生。

当然,女性雄激素的分泌与男性相比,相对较少,因此,青春痘的发生率及严重程度也相对较轻一些。

4　为什么说青春痘发病的实质就是皮脂腺导管的堵塞

青春痘的发生,除了皮脂腺的过度增生和皮脂的过度分泌之外,皮脂腺导管的堵塞也是一个重要因素。青春痘患者,多同时伴发皮脂腺导管的过度角化,导管口径变小。当毛囊壁脱落的上皮细胞与皮脂混合在一起,并且产生过量时,则有可能栓塞在毛囊口内,从而形成粉刺。

因此,可以说皮脂腺导管的堵塞是青春痘发病的实质,不堵就不会有粉刺形成,也就不会有青春痘的发生。

5　在青春痘发生过程中,痤疮丙酸杆菌扮演着什么样的角色

微生物的感染是青春痘发病的重要因素之一。在毛囊皮脂腺内,微生物感染以痤疮丙酸杆菌为主,其次是卵圆形糠秕孢子菌和白色葡萄球菌。

研究证实,青春痘患者皮疹处痤疮丙酸杆菌会明显增多,但在应用相应的抗生素之后,这种细菌的数量则会明显减少。并且,这种细菌数量的变化和临床症状的改善呈平行关系。

痤疮丙酸杆菌可以通过激活机体内的补体系统,从而引起体内白细胞的聚集反应。这些白细胞可吞噬破坏痤疮丙酸杆菌,从而产生酯酶,将三酰甘油分解,产生许多的游离脂肪酸。而游离脂肪酸可刺激毛囊及毛囊周围组织,产生炎症反应,导致毛囊皮脂腺结构的破坏。在粉刺壁发生破溃之后,游离脂肪酸就会进入真皮,加上细菌感染的作用,从而引起炎症反应。于是,皮肤表面就出现了丘疹、脓疱、结节和脓肿。

可以说,痤疮丙酸杆菌在青春痘的发病过程中,扮演着举足轻重的角色,是导致青春痘发生的祸首之一。

6 青春痘的发生与免疫反应有关吗

青春痘的发生与免疫反应有没有关系?这是医务人员最为关心的问题。

研究证实,在青春痘患者的血清中,免疫球蛋白的含量有明显的增高。同时,痤疮丙酸杆菌也会在体内产生循环抗体,游离到皮肤组织局部参与早期的炎症反应。

另外,还有学者发现,痤疮丙酸杆菌能够通过某些特定的环节来激活补体,而补体是免疫反应过程中的重要介质,可以进一步引起毛囊皮脂腺导管的炎症。

因此,可以说青春痘的发生发展和免疫反应有很大关系。

7 哪些药物能引起青春痘

有很多药物可以引起青春痘,或导致青春痘加重。首先,药物性雄激素可以导致青春痘加重,这是毋庸置疑的。其次,有些女性在服用避孕药之后,脸上会长出青春痘;使用含大量油脂的药物性软膏,也会导致青春痘患者病情加重。

另外,某些药物,像肾上腺皮质激素、苯妥英钠、异烟肼,以及碘化物、溴化物、卤化物等,也可导致青春痘皮损的产生或者加重。

8　饮食不当能引起青春痘吗

人们的饮食习惯或者说饮食因素在青春痘发病过程中占有重要位置。喜欢食用辛辣、油腻、海鲜、油炸等类食品以及吸烟的人,均可刺激皮脂腺增生、肥大,分泌大量皮脂,导致青春痘的发生。医学研究证实,进食过多的糖、脂肪、淀粉类及刺激性食物,均可以使患者的皮脂分泌量明显增加。

因此,要预防或控制青春痘,就必须限制上述相关食物的摄入。

9　哪些因素能诱发青春痘?　为什么精神紧张会导致青春痘病情加重

有许多因素可诱发青春痘,包括饮食不当、大便干结、失眠和熬夜、嗜烟、嗜酒等因素,以及滥用药物、化妆品等,都可能会导致青春痘发生,或者使患者病情加重。

精神因素,如情绪亢奋、精神紧张,容易导致皮脂腺分泌旺盛,从而诱发青春痘。另外,情绪不稳定、气愤、抑郁等负面情绪,也会导致青春痘患者的病情加重。

10　青春痘发病和气候有关吗

青春痘和气候是有关系的。在炎热的夏天,或者热带地区,气温很高,人们新陈代谢旺盛,雄激素和皮脂的分泌也会明显增加。同时,在炎热的天气,经常出汗,也为细菌感染创造了良好的条件。

在寒冷的冬天,或者寒冷的地区,青春痘能否自行缓解?对这个问题尚无确切答案。因为青春痘病因复杂,除了新陈代谢之外,还和情绪、饮食等有很大关系。比如,在春节期间大量饮酒,或者进食高脂高糖食物,都可能会使青春痘患者的病情加重。

11 为什么说油性皮肤的人容易长青春痘

在医学上,人的面部皮肤可分为干性、油性、混合性和敏感性四种类型。油性皮肤的人头屑较多,面部特别是在鼻梁部位总是油光发亮,毛孔也比较粗大,这种类型的人更容易长青春痘。

青春痘的发生,除了遗传因素之外,还与人的年龄、生活环境,以及内分泌状况、饮食习惯有很大关系。通常,青壮年人属于油性皮肤的较多,若过食辛辣、油腻性食物,且经常熬夜、失眠,或者精神压力过大就很容易导致青春痘的发生。

油性皮肤的人,要预防青春痘发生,应尽量少吃辛辣、油腻食物,多吃蔬菜、水果,多喝水;保持足够的睡眠,生活规律。还要多参加体育锻炼,保持愉快的心情。如果患了青春痘,则要及时到正规医院的皮肤科去就诊。

12 影响青春痘发生的个体因素有哪些

青春痘的发生或发展与个体的身体状况不佳,以及不良的生活习惯有很大关系。比如月经不调、工作劳累、休息欠佳,或者处于青春期,呈油性皮肤,又做不适当的皮肤护理等,都可能导致青春痘发生或病情加重。

另外,用手挤压痘痘,或者皮肤与羊毛、粗糙的纺织品接触,可使青春痘皮疹加重。微量元素锌缺乏,胃肠功能紊乱,如便秘以及遗传因素等,都可以使青春痘产生和加剧。还有过量饮酒等,也可使青春痘患者病情加重。

13 青春痘是如何发生的

青春痘的发生主要和人体皮脂分泌过多、毛囊皮脂腺导管堵塞、细菌感染和炎症反应等因素有密切关系。

人到了青春期,体内的雄激素会逐渐增加,或者雄激素、雌激素水平失调,处于一种不稳定、不平衡的状态。雄激素水平增高可使皮脂腺增大,以及皮脂分泌增加。皮脂则为毛囊内寄生菌(痤疮丙酸杆菌、卵圆形糠秕孢子菌、表皮葡萄球菌等)的生长繁殖提供了适当的物质基础。这些细菌(尤其是痤疮丙酸杆菌)可水解皮脂中的三酰甘油,产生游离脂肪酸,进而刺激毛囊皮脂腺开口处的上皮增生及角化过度。后者可使皮脂分泌通道受阻,排泄不畅。这样,当皮脂、角质团块等淤积在毛囊口时,则可形成粉刺。此外,富有刺激性的游离脂肪酸,还可直接刺激毛囊引起炎症性皮损。

另外,由于痤疮丙酸杆菌可产生一些多肽类物质,这些物质可导致中性粒细胞聚集。这些中性粒细胞能够产生水解酶,进而引起毛囊壁损伤破裂。上述各种毛囊内容物溢入真皮,引起毛囊周围程度不等的深部炎症,从而出现从炎症性丘疹到结节性囊肿的一系列皮肤损害。

14　美国学者如何看青春痘

美国学者对于青春痘发病的认识与国内学者略有不同。他们认为,寻常性青春痘只是一种单纯的毛囊性疾病。此病是由于紧密挤压在一起的角质细胞,嵌塞到毛囊口,并使之膨胀,从而导致粉刺的形成。在毛囊上皮破裂后,毛囊内容物向真皮内排泄。这样,就导致了炎症性丘疹、脓疱和结节性囊肿的形成。

美国学者认为,粉刺的形成是由角质细胞的"黏着性"所致。这些角质细胞不能通过正常的渠道从毛囊口排出,当滞留的角质细胞堵塞了毛囊口时,堆积的皮脂会使毛囊下部扩张。细菌的酯酶作用于皮肤并产生非酯化脂肪酸。痤疮丙酸杆菌是产生酶解作用的主要微生物,其数量非常多。

Leyden 等对痤疮丙酸杆菌的检出率做了一个比较。在 11～15 岁年龄段,青春痘患者与非青春痘患者的检出率之比非常高,可达到 15 000∶0。在 16～20 岁年龄段,这个比例是 85 000∶590。而到了 21 岁以上时,比例则为 1∶1,说明在此阶段,在青春痘患者与非青春痘患者之间,痤疮丙酸杆菌的数量已经没有差异。

也有美国学者认为,雄激素能促使皮脂腺肥大,进而使皮脂分泌旺盛。Marynick 等的研究显示,在 91 例患有顽固性囊肿性青春痘的男女患者中,都发现雄激素水平的升高。其中,女性患者的睾酮和黄体激素升高,男性患者则表现为 17 -羟孕酮升高。另外,有研究证实,青春痘患者的血液中各种雄激素水平都增高,尤其是年龄较大的女性患者。

所有的女性青春痘患者,都可能处于高雄激素状态。若有月经不调和多毛症,则更支持临床上有雄激素过多的可能。对这些患者,有必要做一些妇科或内分泌学方面的检查。

15　男性和女性患青春痘有什么不同表现

我们知道,男性和女性都会长青春痘,但是男性和女性情况是有些区别的。虽然男性青春痘的发病率高于女性,但在发病年龄上,女性明显比男性早,而且女性青春期后青春痘的发生率高于男性。有人曾经对 10~18 岁的中小学生进行调查,证实在 13 岁以前,女性青春痘的发病率高于男性,到了 14 岁以后,则男性高于女性。

调查发现,男性在青春期以前极少发病,性功能丧失或减退的人,比如古代宫廷被阉割的太监就不发生青春痘。性功能降低的人,如果应用睾酮片等药物,则有可能促使胡须的生长和青春痘的发生。用皮质类固醇激素治疗疾病时,也可引起青春痘性皮疹。调查发现,女性在月经前青春痘会加重,或者有青春痘发作。

在青春期后,女性迟发青春痘的发生率占该病总数的 18.4%,而男性的发病率仅为 8.3%。女性发病年龄较早,可能与女性的青春期启动较早有关。而女性在青春期后患青春痘较多,则可能与女性的卵巢、肾上腺或局部雄激素代谢等功能异常有关系。另外,还可能与女性经常做面部化妆或者美容按摩等因素有关。

在病因方面,男性和女性也有一定的差别。在国内,曾经有一项对青春痘患者雄激素水平的研究,证实男性患者血中雄激素水平明显高于正常对照组,而女性患者只是略有增高。这表明男性患者的发病可能与血中雄激素的水平关系更加密切。但是,也有研究显示,青春痘的发生不完全是由于血液循环中雄激素过多,也与外周皮肤组织中雄激素的代谢紊乱有关系。

16 青少年青春痘与成年人青春痘有何区别

我们都知道,青少年是青春痘的高发人群,30 岁之后的成年人患病相对较少。成年人患青春痘,与青少年患青春痘,有很大不同。

第一,成年患者由于脸部皮肤油脂较少,皮肤更加敏感,较易合并其他过敏性皮肤病。

第二,青少年的青春痘可发生于整个面部,甚至累及前胸、后背。成年人青春痘则主要位于下巴周围,也可累及颈部。

第三,从发病过程来看,青少年青春痘是由于体内雄激素分泌增加,刺激皮脂腺分泌,加上毛囊口堵塞,结果导致痤疮丙酸杆菌大量繁殖,发生炎症。成年人青春痘的发生虽也如此,但此时的激素水平多为异常的内分泌紊乱所引起。部分患者可以同时患有某些妇科疾病,还有一些患者可因精神长期处于紧张状态,而导致神经内分泌功能紊乱。

另外,青少年激素分泌过盛,又喜欢吃煎炸、辛辣、甜食等物,容易上火。此时除了脸上长粉刺、皮肤油腻外,还会有口渴、大便干结、小便黄等现象。成年人青春痘很可能是由于内分泌失调引起,常常为内脏病变的外在表现。

17 抽烟对青春痘有何影响

吸烟有害健康,这已经成为全社会的共识。但吸烟究竟和青春痘有什么关系呢? 研究发现,吸烟容易导致青春痘发生,或导致青春痘病情加重。有德国学者报道,主动吸烟者的青春痘发病率为42.5%,而非吸烟者只有25.2%,可见主动吸烟者青春痘的发病率明显比非吸烟者高。另外,专家们还发现,青春痘的发病率和每天的吸烟数量存在显著的线性关系,青春痘的严重程度和每天的吸烟量之间也存在显著的剂量依赖关系。

因此,为预防青春痘发生或病情加重,患者最好要戒烟。

18 哪些人易患青春痘

临床研究发现,以下人员是青春痘高发人群:首先是在 12~25 岁的青少年,多数的青春痘患者都在这个年龄段。另外,父母有青春痘病史、油性皮肤的人,性格内向或脾气暴躁的人,经常熬夜、睡眠不足或睡眠质量较差的人,经常便秘的人,长期饮食不规律的人,以及生活、家庭、工作、学习压力大的人等,易患青春痘。某些职业的人,如学生、司机、教师、电脑操作员等,是青春痘高发人群。

19 青春痘与遗传有关系吗

很多孩子的相貌都像他们的父亲或母亲,这是因为孩子是由父母双亲的精子和卵子结合而成的。父母身上的很多特性都会传给他们的下一代,包括一些遗传性疾病。对于青春痘而言,据学者观察,父母中有一人患有青春痘,则其子女就有发生青春痘的倾向,或者表现为青春痘。如果父母双方都发生过青春痘,则遗传就会成为青春痘发生的一个重要原因。但是,如果后天环境和生活条件不适合发生青春痘,则孩子就不一定患青春痘。

20 青春痘传染吗

在皮肤科门诊,经常有一些患者问医生:青春痘是传染性疾病吗？青春痘传染吗？

青春痘是发生在毛囊皮脂腺的一种慢性炎症性皮肤病,多发于青少年。青春痘的发生主要与皮脂分泌过多、毛囊皮脂腺导管堵塞有密切关系。细菌感染特别是痤疮丙酸杆菌的感染对青春痘的发生发展具有很大的影响。

另外,遗传、内分泌障碍、免疫功能紊乱、多脂多糖及刺激性饮食、高温及某些化学因素,对青春痘也有诱发及加重作用。

但是,青春痘不属于传染性疾病,因此不具有传染性。

21 只有年轻人会长青春痘吗

尽管青春痘大部分都在进入青春期之后不久发生,但是,这并不能表明青春痘就是青少年的专利。一些中年人因生活节奏加快、生活工作压力大,以及女性特殊的生理周期、饮食习惯等诸多因素,而导致内分泌功能失调,最终也可能患上青春痘。

当然,中年人的青春痘与青少年有所不同。中年人发病多与生活精神压力大、内分泌失去平衡有关系。青少年发病则主要是因为内分泌功能不健全,生活不规律。

22 结婚之后,就不长青春痘了吗

很多人认为青春痘就是青春期在脸上长的一些小痘痘,过了青春期或者结婚以后就不会再长痘了。其实这种认识是有偏差的。

青春痘不只是青春期才长,二十几岁、三十几岁,甚至四十几岁的人都可能长青春痘。而且青春痘不仅仅只是长在脸部,背部、胸部也有。事实上,青春痘易发的年龄有两个阶段:一是在青春期,另一个则是40岁左右。青春痘一般都长在脸部,尤其以额头、鼻子周围、嘴巴周围较多。当然有的人胸部、背部也会长青春痘,这种情况发生在成年人身上的比较多。

由于青春痘的发生、发展和多种因素有关系,因此,结不结婚和青春痘病程转归没有必然的联系。

23 性爱能使青春痘患者病情缓解吗

民间有一种说法,就是青春痘患者结了婚,有了规律的性生活,青春痘的皮肤损害就会缓解,或者逐渐消失。而且,在皮肤科门诊,也有许多患者和家属提到这个问题。性爱真的能使青春痘病情缓解吗?

大多数孩子到了一定年龄都会长青春痘,因为青春痘影响了面部的美丽,所以给孩子们带来很多烦恼。青春痘的病因比较复杂,说性爱能使青春痘病情缓解,是不正确的。

临床研究证实,青春痘的发生发展主要与体内雄激素水平过高、毛囊皮脂腺导管的过度角化,以及痤疮丙酸杆菌的感染有关。另外,精神压力过大、过食辛辣油腻食物、遗传等都可能导致青春痘患者病情加重。因此,青春痘并非青少年的专利,各个年龄层的人都有可能发生。

青少年发生青春痘,主要是由于青春期体内雄激素分泌旺盛引起的,随着发育逐渐成熟,内分泌系统趋于稳定,一般到25岁以后青春痘会慢慢自行消失。

过了25岁,很多男性都有女朋友了,不少人也结婚了。因此,就容易给人造成一种印象:有了性生活,脸上的痘痘就会好。其实青春痘与性生活没有必然的联系。

24 青春痘和螨虫感染有关吗

曾经有很长一段时间,学者认为,青春痘的发病和螨虫感染有密切关系。并且,也常常在毛囊皮脂腺中查到螨虫的存在。

但是,在近一段时间,人们发现,无论青春痘患者还是正常人群,其毛囊皮脂腺内都含有螨虫。青春痘的发生发展,与螨虫的存在似乎没有太大关系。

25 青春痘与细菌感染有何关系

青春痘是青春期男女最容易发生的疾病之一,是一种多原因引发的皮肤疾病。其中,雄激素的增加是导致青春痘发生的关键原因。

与此同时,在毛囊皮脂腺内,也存在着一些微生物,如痤疮丙酸杆菌、白色葡萄球菌等,这些细菌可从以下几方面使青春痘加重:

第一,细菌可以产生蛋白酶和透明质酸酶。这些酶能水解蛋白质和三酰甘油,产生较多的游离脂肪酸,过多的游离脂肪酸能使毛囊和毛囊周围发生非特异性炎症反应，致使毛囊壁损伤破裂。当剥脱的角质细胞、皮脂和皮脂中的游离脂肪酸，以及痤疮丙酸杆菌等进入真皮组织，就可以引起毛囊周围程度不等的深部炎症。于是就产生了丘疹、脓疱或结节等典型的青春痘皮损。

第二，痤疮丙酸杆菌可以刺激机体产生抗体，这种抗体到达组织的局部，参与了青春痘的早期发病过程。同时，这种细菌还能通过一些特定的环节激活补体，导致毛囊皮脂腺导管发生炎症反应。

另外，细菌还可能通过其他途径参与青春痘的发病。

因此，青春痘的发生发展与细菌感染有密切关系，抗生素的应用在青春痘的治疗过程中占有重要位置。

青春痘的临床表现

......▬▬......

1 青春痘患者的皮肤损害有哪些特点

青春痘,是发生在毛囊皮脂腺的一种炎症性皮肤病,这种病病因复杂,病程漫长,并且可以呈现出多种多样的皮肤损害。

通常,青春痘的皮肤损害发生在患者的面颈部、胸部及背部靠近中线的部位。这种病的特征性表现为出现黑头粉刺、丘疹、脓疱、囊肿、结节等,病情严重的患者,常可形成窦道和瘢痕。

2 青春痘可有哪些皮肤损害

青春痘是皮肤科常见病、多发病,其病因复杂、病程漫长,皮肤损害可有多种多样的形态。

由于毛囊皮脂腺导管口发生堵塞,从而形成粉刺。随后,粉刺再逐步发展为炎症性丘疹、脓疱、结节、囊肿、粉瘤。最终则可能形成色素沉着、毛孔粗大,甚至瘢痕等皮肤损害。

3 什么叫粉刺？ 有何表现

粉刺,是青春痘患者特有的一种皮肤损害。根据其形态,可以分为白头粉刺和黑头粉刺两种类型。

白头粉刺,是由于毛囊皮脂腺导管口被角质细胞堵塞,角化物和皮脂充塞其中,与外界不相通,从而形成的闭合性粉刺。通常表现为稍稍突起的、坚硬的黄白色丘疹。

黑头粉刺,是指毛囊皮脂腺内有角化物和皮脂充塞,但在开口处仍与外界相通,从而形成的开放性粉刺。这种粉刺在表面看起来像是或大或小的黑点。

4 青春痘患者的丘疹和脓疱是怎样形成的

丘疹和脓疱是青春痘的两种基本皮肤损害。

其中,丘疹的形成过程是这样的:在毛囊皮脂腺导管口堵塞的情况下,形成毛囊皮脂腺内缺氧的环境,导致厌氧性的痤疮丙酸杆菌大量繁殖。这种细菌可分解皮脂成为游离脂肪酸,并产生化学趋化因子,引起白细胞聚集,从而发生炎症性丘疹。

脓疱,是炎症性丘疹的进一步发展、加重。当毛囊皮脂腺内有大量中性粒细胞聚集时,它们可以吞噬痤疮丙酸杆菌,导致局部组织的炎症反应。大量脓性细胞堆积则可形成脓疱。这种皮肤损害在痊愈后容易形成瘢痕,而且常常表现为凹陷性瘢痕。

5 重症青春痘的标志性损害有哪些

在青春痘的发病过程中,结节、囊肿、粉瘤,以及瘢痕的形成,标志着青春痘已经进入了严重的阶段。因为到了这个阶段,多数患者的面部会留下永久性的瘢痕,从而对患者的容貌或者仪表造成难以挽回的损害。

结节,是在脓疱的基础上,毛囊皮脂腺内有大量的角化物、皮脂、脓细胞存在,使毛囊皮脂腺结构破坏,从而形成高出于皮肤表面的红色突起。结节的基底部可有明显的炎症反应、红肿,触压皮损有明显疼痛感。

囊肿,是在结节的基础上,毛囊皮脂腺内有大量脓细胞的聚集,既有脓液、细菌残体、皮脂和角化物,又有炎症反应,导致毛囊皮脂腺结构的完全破坏。触摸起来有囊肿样感觉,挤压之可有脓、血溢出。

粉瘤,是在囊肿的基础上,毛囊皮脂腺内的所有内容物会逐渐干燥,炎症逐渐缓解,从而形成油腻性豆渣样物质。在囊肿内部压力过大时,还会在其表面形成小孔,从该处可挤出豆渣样或干酪样物质,有恶臭气味。触摸之为囊样肿物。

瘢痕,是青春痘发病过程中最严重的损害。在前期炎症性丘疹基础上,病情可能进一步发展。由于皮肤的真皮组织遭到破坏,痊愈后就会有肉芽组织增生,因此,就有了瘢痕的形成。

6 青春痘痊愈后,为什么会留下瘢痕

> 李峰今年 32 岁了,患青春痘多年。现在青春痘好了,脸上却密密麻麻长了许多"小坑"。前不久,经人介绍,他到医院找到了皮肤科专家翟医生,问这是咋回事? 怎么办?

经询问,李峰在 17 岁时,脸上就开始长青春痘。因为家中贫穷,也没有治疗过。到了 25 岁之后,青春痘消失了,却留下了这些"小坑"。

翟医生仔细地为李峰做了检查。发现这些"小坑"有绿豆到黄豆大小,有些还有褐色的色素。认为这是属于青春痘痊愈之后留下的凹陷性瘢痕,或者叫萎缩性瘢痕。

翟医生介绍说,瘢痕是青春痘最严重的损害。在前期炎症性丘疹基础上,病情进一步发展,因真皮组织遭到破坏,在痊愈过程中肉芽组织增生,就形成了瘢痕。

瘢痕是机体对于组织损伤产生的一种修复反应,当皮肤的损伤深及真皮,使大面积的表皮缺损,该部位的表皮不能再生,将由真皮的纤维细胞、胶原以及增生的血管所取代,这样就出现了瘢痕。不同的个体,不同的年龄,青春痘瘢痕的程度有很大不同,包括萎缩性瘢痕和增生性瘢痕。瘢痕一旦形成,很难自愈。

翟医生说,李峰就属于这种情况。虽然青春痘已不再出现,但是对仪容仪表的损害已经造成。

目前,针对青春痘瘢痕,有一种新的方法,就是点阵激光,效果很

不错。特别是对萎缩性瘢痕,效果会更好。

7 根据皮肤表现,青春痘可分为哪些类型

青春痘是一种病情复杂的疾病,青春痘的皮肤表现可谓千姿百态。

根据皮肤损害的特征,可以将青春痘分为以下类型:寻常性青春痘,包括丘疹性青春痘、脓疱性青春痘等。另外,还有结节性青春痘、囊肿性青春痘、聚合性青春痘、坏死性粟粒性青春痘、新生儿青春痘、恶异质性青春痘、暴发性青春痘等。

8 寻常性青春痘有哪些表现

寻常性青春痘,或者叫寻常性痤疮,其皮肤损害常发生于患者的面颊、额部、颏部和鼻部,其次是胸部、背部、肩部。初发皮肤损害为与毛囊一致的圆锥形丘疹,由毛囊及皮脂腺内的皮脂和脱落的角化细胞所组成。皮疹的顶端可因黑色素沉积而形成黑头粉刺,挤压时可挤出头部黑色而体部呈白色的、半透明的脂栓,这就属于青春痘的早期损害。

病情逐渐加重,黑头粉刺则可形成炎症性丘疹,顶端出现米粒至豌豆大的小脓疱。炎症继续发展,则可形成大小不等的暗红色结节或囊肿。挤压时有波动感,可持续很长时间不能愈合。最后,可能化脓形成脓肿,脓肿破溃后则形成窦道和瘢痕。

各种损害大小深浅不等,常以其中一两种损害为主。青春痘一般无自觉症状,炎症较严重时可有疼痛。

9 丘疹性青春痘和脓疱性青春痘有何特点

丘疹性青春痘和脓疱性青春痘,都属于寻常性青春痘的范畴。其中,丘疹性青春痘,是指皮肤损害以丘疹为主的青春痘。皮肤损害主要以炎症性丘疹为主,丘疹的顶部可由黑头粉刺或半透明的脂栓形成。

脓疱性青春痘的皮肤损害则以脓疱、炎症性丘疹为主,脓疱多发于炎症性丘疹的顶端,破溃后可有黏稠的脓液流出。

10 结节性青春痘和囊肿性青春痘的主要特征是什么

这是比较严重的青春痘类型。其中,结节性青春痘,皮肤损害以厚壁的结节为主。主要由脓疱性青春痘发展而成。结节黄豆到花生米大小,可以融合成片,呈暗红或紫红色。如果持续时间比较长,有的可逐渐吸收,有的则可能化脓破溃而形成瘢痕。

囊肿性青春痘,除以上皮疹外,深部的炎症也可形成巨大的脓肿,有的可含有较大的黑头粉刺。在囊肿内含有带血的胶冻状脓液,以后可发生明显的瘢痕,形成瘢痕疙瘩。

11 坏死性粟粒性青春痘有何表现

坏死性粟粒性青春痘,又称痘疮样青春痘。这种类型的青春痘,常见于 20～50 岁的男性,女性也可患病,多伴有皮脂的过多溢出。皮肤损害主要发生在额头和头皮前缘,也可发生在颊、鼻和躯干部。皮肤损害为褐红色、成簇的毛囊周围丘疹和脓疱。常形成脐凹状并迅速坏死,伴有黏着性出血性痂皮。3～4 周后痂皮脱落,留下瘢痕。皮损反复出现,瘢痕可形成网状,对患者的容貌造成很大的破坏。

12 为什么新生儿会长青春痘

2 个月前,张琳终于做了妈妈,生了一个小妞妞。可是,妞妞半个月时,脸上却长了许多小痘痘。于是,张琳带孩子来到附近一家医院的皮肤科。一位姓高的女医生接待了张琳母女。高医生在仔细给孩子做了检查之后,告诉张琳,妞妞得的是青春痘。

张琳大吃一惊,心想,这么小的婴儿也会得青春痘?高医生不慌不忙,娓娓道来,解答了张琳心中的疑惑。

大家都知道,青春痘是青少年多发病,通常发生在 15～25 岁的青少年。但青春痘并不是青年人的专利。青春期之前,或者中老年人也可能会得青春痘。

新生儿青春痘,主要发生在出生后 3 个月之内的小婴儿。男性多于女性,往往有明显的家族史,可能与遗传有关。这种病的皮肤损害主要发生在面颊、额及颏部,表现为黑头粉刺、丘疹与脓疱,偶然可见结节和囊肿。黑头粉刺一般在数周内消退,丘疹和脓疱可于 6 个月内痊愈,留下凹陷性瘢痕,青春期可复发。

医生告诉张琳,妞妞患的就是新生儿青春痘,按照青春痘进行常规处理,就可以痊愈。

13　身体虚弱的人也会长青春痘吗

众所周知,青春痘通常发生于 15～25 岁的青少年,这些人精力充沛,新陈代谢旺盛。但是,并非只有身强体壮的人才患青春痘,有些身体极度虚弱的也会发生这种病。

比如,在一些身体虚弱的人群,如恶性肿瘤患者、艾滋病患者中间,也会出现有丘疹、脓疱和结节等青春痘的皮肤损害。这种类型的青春痘被称为恶异质性青春痘。

此类青春痘比较少见,但病情很严重,病程也比较长,常可持续很长时间不愈合。

14　如何根据病情轻重将青春痘分级

青春痘有很多种分级方法,对于寻常性青春痘,目前常用的分级方法是国际改良分析法:

轻度(1 级)青春痘:皮疹以粉刺为主,有少量丘疹或脓疱,总病灶数少于 30 个。中度(2 级)青春痘:皮疹包括粉刺,以及中等数量的丘疹和脓疱,总病灶数在 31～50 个。中度(3 级)青春痘:存在大量的丘疹和脓疱,偶然可见较大的炎症性皮损,分布较广泛,总病灶数在51~100个,结节数少于3个。重度(4级)青春痘:结节性、囊肿性或聚合性青春痘,伴有疼痛并可形成囊肿,病灶数在100个以上,结节或囊肿数也多于3个。

这种分级方法对于指导青春痘的治疗有重要价值。不同程度的青春痘可选择相应的治疗方案。

青春痘的严重类型

1 重症青春痘包括哪些类型

青春痘是一种病程漫长、病情复杂的炎症性皮肤病。在临床上可以分为多种类型,有各种各样的表现。其中,有些青春痘患者发病比较急,症状还比较严重,如果不能得到及时治疗,就有可能产生严重后果。这类青春痘被称为重症青春痘,主要包括聚合性青春痘、暴发性青春痘、反常性青春痘和 SAPHO 综合征等。

另外,以上重症青春痘最后都有可能形成形态多样的瘢痕,也可以称为瘢痕性青春痘,属于青春痘的严重类型。

2 哪些人易患聚合性青春痘

聚合性青春痘是青春痘的一种严重类型。这种病属于遗传性疾病,其主要表现为结节、囊肿、瘢痕和窦道。此病常发生于 16 岁左右的青年男性。可持续存在到成年期,甚至一直到 50 岁。尤其是在颈后和背部的损害,持续时间更为持久。通常情况下,女性就很少发生这种严重而痛苦的疾病。

3 聚合性青春痘的皮肤损害有何特点

春节前夕，像往常一样，我和家人回到故乡，与母亲一起过年。

初三那天，一个陌生的小伙子突然来到家中拜访。原来，他患了一种顽固的皮肤病，曾经多方求治，效果不佳。听说我在省城的大医院工作，看皮肤病很有经验，于是就来找我帮忙。

这时我才发现，在小伙子的脸上、胸部、背部长了许多皮疹，有丘疹、结节、囊肿、粉刺，还有一些小坑和瘢痕疙瘩。仔细询问，他的父亲、哥哥都曾患过类似的疾病，至今在脸上、身上还有瘢痕和小坑存在。

听小伙子说，他今年 32 岁了，从 14 岁那年起，脸上、身上就开始长痘痘，一直没有断过。也曾经到很多医院看过，但疗效一直不太好。

我认真地给小伙子进行了体格检查。结合他之前叙述的情况，我认为他患了一种特殊的皮肤病，叫"聚合性青春痘"。

聚合性青春痘，属于青春痘的一种严重类型。这种病通常发生在男青年身上，患病的人常有家族发病史，具有粉刺、丘疹、脓疱等青春痘的典型皮肤损害。但是，此病病情要比普通的青春痘严重得多。聚合性青春痘的皮损特征是，由许多多头粉刺（多为 2 个或 3 个头）通过内部窦道相连接，形成大脓肿，内含黏稠液体的囊肿以及群集的炎症性结节。产生化脓性改变是聚合性青春痘的主要特征。由于聚合性青春痘的主要表现为多头粉刺、囊肿、结节和窦道，最终会形成各种形态的瘢痕，因此，可能会对患者的容貌造成严重的破坏。

当然，目前对聚合性青春痘也有许多新的治疗方法，比如采用点阵激光去除萎缩性瘢痕，应用药物的局部注射去除囊肿、结节或增生性瘢痕，都有比较好的效果。另外，还可以采用微整形的方法对患者的容貌进行修复等。

最后，我向小伙子推荐，采用阿奇霉素胶囊、皮肤病血毒片等药物口服。并且叮嘱他，抽时间到省城来看一下，采用综合的方法治疗此病，效果可能会更好一些。

4　哪些因素能够引起聚合性青春痘

目前，关于聚合性青春痘，其发病机制还不清楚。除了与寻常性青春痘的病因及发病原理相关因素之外，其中免疫学因素可能更为重要，机体对病原微生物高度敏感是可能的发病因素之一。

聚合性青春痘的发病原因包括：

第一，进入青春期后，人体雄激素分泌增加，皮脂腺活性增强，分泌的皮脂数量增多。

第二，游离脂肪酸刺激毛囊皮脂腺导管，使其发生过度的角化，毛囊口角栓形成，影响皮脂的正常排泄。

第三，皮脂在皮脂腺及毛囊内淤积，进而发生细菌（痤疮丙酸杆菌）感染。

第四，过多的游离脂肪酸可刺激毛囊，并穿透毛囊进入真皮引起炎症。此外，遗传、接触油脂的工作、使用油性及粉质的化妆品、胃肠道功能紊乱、内分泌不调等也与聚合性青春痘发病有着密切的关系。

5　聚合性青春痘可出现哪些皮肤损害

聚合性青春痘多见于青年男性，皮肤损害常发生于患者的面颊、颈后、胸部和后背部，也可扩散到肩部、上臂及臀部等处。皮肤损害表现为多样性，包括有大量的黑头粉刺、丘疹、脓疱、结节、脓肿及囊肿等。皮肤损害以囊肿性皮损为主，特征性皮损是具有多个头（常为2个或3个头）的囊肿，通过深在的窦道相连而形成很大的脓肿。表现为暗红色、柔软的半球状隆起性肿块，破溃后可流出一种浓稠的、脓血混合的物质。

此病病情顽固，常持续多年，但全身状况轻微，偶然可伴发低热和关节疼痛。

聚合性青春痘在晚期,可形成瘘管和窦道,愈合后可遗留凹陷性瘢痕或瘢痕疙瘩,产生不雅外观。这些囊肿很明显,因为它们最常发生于前额、颊和颈前。囊肿内含有浓厚的、淡黄色、黏稠的、血性液体。当囊肿被切开引流后,通常很快被同样的物质再次充满。

据 Resnick 等报道,迟发性聚合性青春痘患者,如果伴随泛发的、线形的角化性损害,这有可能是 HIV 感染的表现。

6　在显微镜下,聚合性青春痘的皮损有何表现

在对聚合性青春痘的皮肤损害进行病理检查时,可以发现有毛囊性丘疹,在毛囊周围有明显的淋巴细胞聚集,以 CD3 淋巴细胞和 CD4 淋巴细胞为主。部分毛囊壁可破裂,并在毛囊内形成脓疱,脓疱内主要含有中性粒细胞。随着病情发展,毛囊周围的炎症可发展成囊肿,在囊腔内,除存在大量中性粒细胞外,尚有单核细胞、浆细胞和异物巨细胞,在巨细胞附近常见角蛋白颗粒。在愈合过程中,炎症反应逐渐被组织纤维化所取代。

另外,在显微镜下,可见黑头粉刺内含角化细胞、皮脂和某些微生物。在一般切片中,由于固定剂的作用,脂质被去除,只能看到角化细胞。粉刺顶部的黑色是由黑色素聚集所引起的。

7　聚合性青春痘应和哪些疾病进行鉴别

聚合性青春痘,是青春痘最严重的类型,其表现也很复杂。在诊治时,应注意和以下几种疾病进行鉴别:

酒渣鼻:又称玫瑰痤疮。这种病好发于中年人,皮肤损害多位于鼻部及面部中央部位。患病部位潮红充血,常伴毛细血管扩张,但没有黑头粉刺。

青春痘型药疹:患者有服用碘、溴、雄激素、避孕药及皮质类固醇等药物的历史,皮肤损害中没有黑头粉刺存在。

职业性青春痘:患者常为石油或机械工人,有接触焦油、机油、石

油及石蜡等病史，常伴有皮肤的毛囊角化。皮肤损害多发生在患者的手背、前臂、肘关节等皮肤暴露部位。

8 暴发性青春痘是怎样一种病？ 有何特征

暴发性青春痘又称电击性青春痘，1959 年由国外学者 Burns 首先描述。这种病至今在全世界仅报道 100 例左右。1977 年有人报告 13 例暴发性青春痘患者，均为 13 岁左右的白种人。还有人报告 24 例暴发性青春痘患者，年龄为 13～20 岁，其中仅有 1 例为女性。

暴发性青春痘是一种比较少见的、病情严重的青春痘类型。常表现为突然发生的有融合倾向的青春痘样脓疱，好发于上背、胸、面及颈部。患者多为年轻男性，常常伴有发热、关节痛等全身症状。这种疾病的特征为出现明显的炎症性结节和斑块，并迅速出现化脓症状，在皮肤表面形成高低不平的溃疡。这种溃疡皮损多见于胸部和背部，面部病变通常比较轻。此病常伴有发热和白细胞增多等现象。

9 暴发性青春痘可能的病因有哪些

对于暴发性青春痘的确切病因，目前还不十分清楚。有人认为其实质是由痤疮丙酸杆菌引起的Ⅲ型或Ⅳ型过敏反应。暴发性青春痘是由于患者毛囊中存在的正常寄生菌引起机体免疫功能障碍，导致免疫复合物增多，补体降低，γ 球蛋白增多，从而出现发热、关节疼痛、骨病变等症状。也有学者报告，暴发性青春痘患者与过敏体质有关。有人曾发现，患者的末梢血中有 0.5%～12% 成髓细胞、前髓细胞及髓细胞，认为该病是由于服用皮质类固醇激素类药物所引起。

为了寻找发热原因，排除菌血症的存在，常有学者对患者做血液细菌学培养，结果发现全部为阴性。对伴发骨髓炎的暴发性青春痘患者进行骨活检，仅能见到非特异性炎症，并未发现致病菌。对皮损组织进行细菌培养，也未发现其他致病菌，多见的是正常寄生菌。

10 暴发性青春痘在临床有何表现

暴发性青春痘,常常突然发病,皮肤损害以胸背部为主,也可出现于面颈部。皮肤损害呈青春痘样,多发并且聚集成片。可见毛囊性丘疹、脓疱,并且有剧烈的炎症反应,局部疼痛明显,容易形成糜烂、溃疡。疾病痊愈后常可遗留浅表性萎缩性瘢痕。

在发病过程中,常伴有发热,体温可高达39℃以上。对于这种发热,抗生素治疗通常是无效的。也可伴有多发性关节炎症状。患者往往有倦怠、食欲不振、肌肉疼痛及头痛等全身症状。少数患者会有体重减轻、骨髓炎、肝脾肿大、贫血、结节性红斑等异常表现。病情严重的,还会伴发强直性脊柱炎、坏疽性脓皮病及巩膜炎等病症。

11 诊断暴发性青春痘,可选择哪些检查项目

诊断暴发性青春痘,可选择以下检查项目:

实验室检查:在末梢血中,白细胞总数增加,中性粒细胞比例增加,血沉加快及C反应蛋白增高。同时,可见贫血、显微镜下血尿、补体降低、γ球蛋白增多、肌酶升高、免疫复合物增多等现象。在末梢血中可以见到成髓细胞、前髓细胞和髓细胞。

组织病理:在毛囊及其周围,可见以中性粒细胞聚集为主的炎症反应。部分毛囊壁被破坏,多核细胞及组织细胞等细胞聚集可深达脂肪层,严重者可出现表皮坏死。在血管周围可见中性粒细胞及淋巴细胞聚集,部分患者可见角层下脓疱形成,表皮内及皮脂腺周围炎性细胞聚集等,但是没有血管炎症性改变。

12 如何诊断暴发性青春痘

暴发性青春痘是一种少见、发病迅速、病情严重的皮肤病,对此病做出及时、准确的诊断,对于疾病的治疗和预后都十分重要。诊断暴发性青春痘,必须符合以下条件(Karvonen 的诊断标准):

第一,表现为严重的结节性、囊肿性青春痘,并且属于急性发病。

第二,出现关节疼痛或严重的肌肉疼痛,或者两种情况皆有,症状持续时间大于 1 周。

第三,有发热,体温 38℃或 38℃以上,持续时间至少 1 周。

第四,在末梢血中,白细胞总数大于 10×10^9,或血沉≥50 毫米/时或 C 反应蛋白≥50 毫克/升。

第五,在疼痛部位,X 片发现骨骼有溶解性损害,或者骨扫描发现摄入量增加。

具备以上第一和第二项条件,加上第三、四、五中的任何两项条件,即可确诊为暴发性青春痘。

13　暴发性青春痘应和哪些疾病进行鉴别

在临床上,暴发性青春痘应和以下疾病进行鉴别:

聚合性青春痘:此病也好发于躯干、面部,但发病年龄偏大,病程通常呈慢性和进行性,皮肤损害以囊肿和结节为主。此病通常无自觉症状和全身症状,抗生素治疗效果比暴发性青春痘要好。

坏死性粟粒性青春痘:初发为褐红色毛囊性丘疹,以后中央坏死,痊愈后留有痘疮样瘢痕。皮损处没有压痛,很少伴有全身症状。

另外,暴发性青春痘还需要和嗜酸细胞性脓疱性毛囊炎、艾滋病相关的葡萄球菌性毛囊炎等进行鉴别。

14　什么叫反常性青春痘

反常性青春痘,是近年来学界提出的一种新的说法,原来此病称毛囊闭锁三联征。这是和青春痘相关的一种最严重、最复杂、预后最差的病症。确切地说,反常性青春痘是指同一患者同时具有聚合性青春痘、化脓性汗腺炎和头部穿掘性毛囊周围炎三种毛囊炎症的综合征。

这种病的早期和中期变化为毛囊过度角化,导致毛囊口的闭塞和囊内物质的潴留。其常见临床特征为多发性粉刺,有穿通性脓肿、窦道,痊愈后可遗留萎缩性或增生性瘢痕。

15 反常性青春痘的发病原因有哪些？ 此病是如何发生的

对于反常性青春痘,其确切病因和发病机制尚不清楚。目前认为,反常性青春痘是由毛囊闭锁、遗传因素、激素水平变化及外界刺激等多种因素共同作用引起的。

毛囊闭锁:此病的主要病因为毛囊闭锁,其发生可能与毛囊结构及功能方面的遗传异常有关系。毛囊皮脂腺导管角化过度,导管口径变小、狭窄、阻塞或闭锁,则影响毛囊壁脱落的上皮细胞和皮脂的正常排出,使得毛囊的内容物潴留,招致微生物感染,并引发深部毛囊炎和毛囊周围炎,形成脓肿、窦道和瘢痕。

遗传因素:临床上发现患者往往有家族史。国内外的家系调查研究表明,这种病可能是常染色体显性的单基因遗传病,但致病基因的定位目前尚不明确。

细菌感染:细菌感染是继发性的,虽然在患者的皮肤损害中可培养到金黄色葡萄球菌、白色葡萄球菌、链球菌等,但检出的菌株复杂且不稳定,常常随发病部位的不同而有所变化,而且也有较多患者的细菌培养是阴性的。

免疫因素:此病可与坏疽性脓皮病、Crohn病等免疫性疾病并发。病情活动时往往有血沉加快、外周血白细胞总数及功能改变等。组织病理检查,可发现有肉芽肿样反应。采用抗生素治疗该病效果欠佳,而糖皮质激素及环孢素等免疫抑制剂治疗却是有效的。上述现象证实,免疫因素在反常性青春痘的发病过程中发挥着重要作用。

其他因素:反常性青春痘多于青春期前后初发,患者大多为油性皮肤。女性患者绝经期后病情明显减轻,甚至完全消退,提示性激素水平与此病发生有很大关系。

16 反常性青春痘有何临床表现

反常性青春痘多见于青壮年,男女都可患病。和寻常性青春痘不同,反常性青春痘的皮肤损害主要发生在腋窝、腹股沟、肛门、外生殖器部位、头皮及臀部等处。这些部位分布着较多的毛囊皮脂腺和大汗腺。另外,女性患者乳晕部位也可出现皮肤损害。

此病的早期皮损为粉刺、丘疹、结节,以聚集的、较大的黑头粉刺为特征。继而形成囊肿、脓肿、窦道,并有异常臭味的脓液从中流出。最终将形成明显的瘢痕。新的皮损不断发生、发展,故在同一患者身上可见到多种皮损存在。这种病很难自然缓解,多数患者会长期患病。反复发作的慢性溃疡也可继发鳞状细胞癌。

17 反常性青春痘在显微镜下有何变化

在反常性青春痘的发病早期,组织病理学上主要表现为毛囊口角化过度、毛囊口扩大、毛囊栓塞、毛囊内有物质潴留。发生感染后会有广泛的中性粒细胞、淋巴细胞和组织细胞聚集,毛囊和皮脂腺结构会完全破坏,并逐渐影响到其他皮肤附属器,包括大汗腺。这些组织被破坏后引起肉芽组织增生,除淋巴细胞及浆细胞外,还有异物巨细胞。当脓肿波及皮下组织时,可形成内衬表皮的引流窦道。痊愈后,皮损部位可见广泛的纤维化,陈旧性皮损可见纤维组织增生,呈瘢痕疙瘩样改变。

在疾病活动期,皮损部位炎症十分明显,同时会有血沉加快、外周血白细胞总数及功能改变、蛋白电泳图谱改变等。有学者报道,部分患者可有体液免疫功能的缺陷。

18 反常性青春痘需与哪些疾病进行鉴别

由于反常性青春痘,是三种独立的皮肤病出现于同一患者,通常容易明确诊断。

反常性青春痘有时需要和多发性疖病、增殖性脓皮病、放线菌病、瘰疬性皮肤结核、腹股沟淋巴肉芽肿等进行鉴别,但根据病史、皮损形态及相关检查,鉴别并不困难。

19　什么叫SAPHO综合征？　有何表现

SAPHO综合征是一种以皮肤和骨关节病变为主的疾病,临床上主要以滑膜炎、痤疮、脓疱疮、骨肥厚、骨髓炎为基本损害。此病的特点是在疾病的某一个阶段,同时出现许多的无菌性脓疱,包括掌跖脓疱病、脓疱性银屑病、聚合性痤疮及化脓性汗腺炎等疾病的皮肤损害。

SAPHO综合征,好发于中青年,儿童及60岁以上的老人少见。在临床上,通常可依据皮肤和骨关节病变,对SAPHO综合征做出诊断。其中皮肤病变具有诊断提示性和特征性。

20　SAPHO综合征可能的病因有哪些

目前,SAPHO综合征的病因尚不明确。根据目前的研究成果,通常认为此病发生与下列因素有关系:

第一,为感染因素。有研究者在一些患者的前胸壁、脊柱和四肢的骨关节病损中,发现了短小棒状杆菌,认为是这种细菌感染导致了椎间盘炎、骨炎、关节炎和胸壁骨炎等。也有人认为,痤疮丙酸杆菌持续性感染能够促发机体非特异性免疫反应,从而造成炎症性损伤。

第二,认为此病是一种自身免疫性疾病。有人认为这是一种血清阴性的脊柱关节病。另外还有人认为SAPHO综合征是一种免疫介导的疾病,炎性细胞因子 TNF-a 可能与本病的发生及症状的持续有关。

第三,认为与遗传易感因素有关。其易感基因被定位于18号染色体的 CMO(chronic multifocal osteomyelitis)基因座。

21 什么叫瘢痕性青春痘

瘢痕性青春痘,是青春痘的一种严重类型。青春痘是发生在毛囊皮脂腺部位的一种慢性炎症。这种疾病与普通的毛囊炎和皮肤感染有很大区别,它的炎症消退十分缓慢。青春痘病情较重时,常常会导致毛囊皮脂腺结构的破坏,从而形成不同程度的色素沉着和瘢痕,于是,就形成了瘢痕性青春痘。

22 青春痘瘢痕是如何形成的

在青春痘形成之后,部分患者常常下意识地用手去挤压。这样,将会造成局部皮肤的结构性损伤,皮肤的屏障保护功能遭到破坏。细菌以及其他病原体就会乘虚而入,引起皮脂腺的炎症,并不断加重,最后会形成毛囊皮脂腺的化脓性炎症。

在皮脂腺腺腔内,组织修复与破坏并存,就很容易导致萎缩性或增生性瘢痕形成。

23 青春痘瘢痕可分哪些类型

李姐的儿子从小就学习很好,后来又到新加坡去留学。最近,李姐的儿子从新加坡回来了,脸上长了许多小坑坑,于是就到市医院的皮肤科。专家徐医生认真检查后,认为孩子是患了瘢痕性青春痘,或者说,是青春痘引起的瘢痕。

原来,李姐的孩子从小学习都很用功,由于压力较大,面部就长了许多痘痘,也就是青春痘。因为没有及时治疗,而且他还喜欢挤压这些痘痘,于是就形成了瘢痕。

专家介绍,根据皮肤表现,可将青春痘瘢痕分为以下类型:

红色瘢痕：青春痘发生炎症后，局部皮肤的毛细血管会有不同程度的扩张。但在炎症消退后，这种血管扩张的情况并不会立即消失，而是形成一种红色或暗红色的斑点或斑片。如果没有炎症的反复发作，这样的瘢痕多在半年左右逐渐消失。

褐色瘢痕：青春痘发生炎症后，局部会留下不同程度的色素沉着。这些色斑呈褐色，有绿豆到瓜子大小。通常情况下，这些色斑也会自行消失，不过要比红斑消失缓慢一些。

萎缩性瘢痕：在炎症较为明显时，可能会导致真皮的胶原蛋白损伤。这样，就会因真皮组织的塌陷而形成皮肤凹陷。这些凹陷一旦生成就基本不会自动消失。

增生性瘢痕：在炎症较为明显时，也可能导致真皮胶原纤维的过度增生，从而形成各种形态的增生性瘢痕。病情严重者，还可以形成瘢痕疙瘩或肥厚的蟹足肿。

专家介绍，李姐的儿子原有多年的青春痘病史，现在已经形成了较严重的萎缩性瘢痕。其原因是青春痘病情比较严重，反复发作，加上他经常挤压痘痘而形成。

目前，这种情况采用点阵激光技术，或者采用微整形的方法进行修复，效果不错。

青春痘的特殊类型

1 什么是热带性青春痘

热带性青春痘，是一种严重的青春痘类型，这种病目前比较少见。热带性青春痘常发生在高温、高湿的季节或地区。其皮肤损害为结节、囊肿和脓疱，主要发生在患者的背部、臀部和大腿等处。这种青春痘的特征是面部不受损害。热带性青春痘常发生聚合性脓肿，特别容易发生在患者的背部。但是，黑头粉刺却比较少见。

2 热带性青春痘好发于哪些人

热带性青春痘，其发生与气温过高、湿度过大有很大关系。此病好发于以下人群：

第一为有过青春痘病史的老年人。由于他们年纪逐渐增大，身体可存在不同程度的内分泌失调，从而造成机体代谢紊乱。

第二为兵站的士兵。因为长时间背负背包、沉重的衣着和大量的训练，他们出汗很多，且不容易挥发。汗液长时间对皮肤造成刺激，就容易出现青春痘。

第三为处在热带地区的人群。这些人如果穿着不透气的衣裤，导致汗液不能及时挥发，长时间刺激皮肤也会出现青春痘。特别是初到热带地区的人群，因为不能适应环境，导致内分泌失调，加上受到汗液刺激，就会出现青春痘样皮损。

第四为不注意卫生，乱抠、乱挤的人群。他们不注意个人卫生，皮肤可能带有较多的细菌,此时进行乱抠、乱挤,容易导致局部皮肤感染,出现青春痘。

3 为什么在热带地区执勤的士兵易患青春痘

热带性青春痘,患者一般年龄偏大,从 25 岁以上的青、中年人,到老年人,都可能会发病。此种青春痘更多地见于在热带地区执勤、作战的士兵。因为他们身体强壮,军服、装备量大,负荷重,出汗多,油脂分泌旺盛,加上衣服等摩擦,就容易在背部、臀部等部位发生青春痘样损害。

通常,热带性青春痘可持续存在,直到患者转移到气候凉爽和较干燥环境之后才能得到缓解。

4 为什么青春期男女容易患热带性青春痘

尽管发病和气候有密切关系,但是,和一般青春痘一样,热带性青春痘,也多发于青春期男女。雄激素分泌过盛是诱发热带性青春痘最主要的原因。青春期男女由于雄激素分泌过盛,刺激皮脂腺过度增生,产生过多的皮脂,若遇到皮脂腺导管及毛孔狭窄,或者堵塞,就会导致青春痘的形成。

在皮肤科门诊,经常可以看到,有些女性在月经来潮之前,青春痘会明显加重。这也证明青春痘的发生与体内激素分泌有着密切的关系。

另外,毛囊皮脂腺出口部位角化过度,会导致毛孔堵塞,进而引起炎症,造成粉刺、丘疹、脓疱的产生。身体内在疾病或功能紊乱,如肝、肾、胃等脏器病变,特别是胃肠功能紊乱、便秘等也会诱发热带性青春痘。

还有,精神紧张、疲劳过度、睡眠不足、紫外线照射及某些化学物质等,也可以导致热带性青春痘发生或加重。

5 为什么天气过热、过湿，容易导致青春痘发生

在热带地区，特别是东南亚地区，气候炎热，并且雨水过多，青春痘的发病就特别多。首先，是因为气候炎热，人们的新陈代谢会加快，皮脂腺分泌也比较旺盛，皮脂产生较多。其次，是气候炎热，人们心情烦躁，有些人还会失眠，这样容易导致内分泌失调。还有多雨，气候潮湿，容易引起毛孔堵塞，皮脂分泌及排出不畅，导致粉刺形成。

另外，清洁不当，致使毛孔堵塞，或者乱挤、乱抠、针挑不当，可能会引起细菌感染，进而导致青春痘发生或者病情加重。

6 热带性青春痘有哪些特点

热带性青春痘，因每个人的体质不同，形成的损害程度也有不同，其临床表现也不一样。有些人仅出现一些白头粉刺、黑头粉刺、丘疹，有的人则可能出现大而痛的囊肿、结节和脓疱，进而引发色素沉着和瘢痕，呈现囊肿性青春痘或者聚合性青春痘的表现。

与寻常性青春痘不同，热带性青春痘患者的皮肤损害好发于背、颈项、臀、大腿和前臂等部位。当然，皮肤损害也可以出现在患者的面部，但是非常少见。

7 什么叫青春期前青春痘？ 是如何形成的

在进入青春期之前发生的青春痘，叫青春期前青春痘。这种病症可分为新生儿、婴儿和儿童期三个阶段。

青春期前青春痘是由多种因素造成的综合征。专家认为，新生儿、婴儿期的青春痘是由来自母体血液中的激素所引起的。而儿童期青春痘则大多与遗传因素有关系。

8　儿童期青春痘有哪些表现

儿童期青春痘可由婴儿期青春痘延续而来，或者在 2 岁以后才发病，但这种情况比较少见。

患者多为男孩，皮肤损害通常局限于面部。成群的粉刺、丘疹、脓疱和囊肿可以单独出现，也可以合并发生。儿童期青春痘的病程长短不一，短的仅持续数周，时间长的，则可以持续 1 年或 1 年以上。

儿童期青春痘，偶尔也会发展成更严重的青春期青春痘。儿童期青春痘通常有明确的中、重度青春痘家族史。

9　职业性青春痘可分哪些类型？　油性青春痘有什么表现

职业性青春痘，通常可分为油性青春痘和氯青春痘两种类型。

油性青春痘又名油性毛囊炎，多因接触切割油、凡士林、煤焦油和沥青等物质引起。油性青春痘常见于青春期后的男性，皮肤损害为黑头粉刺，也可为丘疹、脓疱和结节。皮肤损害好发于暴露部位，如面部、肘部，以及任何可能接触油渍的皮肤部位。

"麦当劳"青春痘是油性青春痘的一种类型，多发生于在"麦当劳"、"肯德基"等快餐店从事煎炸工作的年轻人。其发病多与长期接触油脂类物质有关。

10　氯青春痘有什么表现

氯青春痘属于职业性青春痘的一种类型。这种病通常发生于接触或吸入氯化的碳氢化合物、卤代烃类化合物之后，皮肤损害通常表现为粉刺，多局限于面部两侧。但是，在身体的其他部位也可能出现类似的皮肤损害。

氯青春痘可伴有皮肤色素改变、多毛、掌跖多汗、卟啉症、疲劳、厌食、阳痿和高脂血症等病症。这种病的皮疹和全身症状可持续多年。致病的化合物包括偶氮苯、氧化偶氮苯、氯酚、氯萘等。

11　何谓化妆品青春痘？　为什么会发生化妆品青春痘

　　化妆品青春痘，是由化妆品引起的面部青春痘样皮疹。这种病，是仅次于接触性皮炎的一种常见化妆品皮肤病。

　　容易引起化妆品青春痘的化妆品包括护肤类的面脂、面霜，美容修饰类的粉底、油彩，含粉质较多的增白霜等。化妆品青春痘常见于使用膏、霜类化妆品的人群。

　　中年女性容易发生青春痘，与她们频繁使用各类化妆品和洗面奶、肥皂等清洁剂有关。

　　另外，强烈的紫外线照射同样也可以导致皮脂腺开口处过度角化，尤其是在外擦化妆品之后更容易发生。这种情况，一般要在半年之后才能逐渐恢复。

12　为什么中青年女性容易长化妆品青春痘

　　刘大姐今年30多岁，是一家公司外宣部的主管。因为经常参加一些对外交流活动，就特别注意个人的仪容仪表。最近，刘大姐脸上突然长了一些红疹，心中十分烦恼。于是，她经朋友介绍，找到了师部医院皮肤美容科的王大夫。

　　王大夫详细询问了刘大姐发病的情况，并认真进行了检查。王大夫告诉刘大姐，她患了化妆品青春痘。刘大姐满腹狐疑："我都30多岁了，还长青春痘？这化妆品青春痘，究竟是咋回事呢？"

　　专家介绍，化妆品青春痘是中青年女性经常发生的皮肤病。化妆品青春痘的发生，主要是因为使用劣质的油性或粉质化妆品，这些物质可以填塞毛孔，引起皮脂排泄障碍，从而导致青春痘的发生。

　　由于护肤类的面脂、面霜，美容修饰类的粉底、油彩，含粉质较多的增白霜等化妆品,它们的基质,像凡士林、液状石蜡、矿物油等,诱发青春痘的能力较强,加之化妆品阻塞毛囊皮脂腺汗腺的导管口,或者在患者皮脂腺分泌旺盛时使用不当,则增加了毛囊皮脂腺的阻塞机会。这样,皮脂不能顺畅排出,在局部积聚,就形成了青春痘。

专家告诉刘大姐,她就属于这种情况。作为一名部门主管,她经常需要化妆,并且她也经常使用各种各样的化妆品,包括一些来历不明的油性或粉质的化妆品。因此,就患了化妆品青春痘。

最后,王大夫给刘大姐开了抗菌、抗炎和去角质的药物。同时叮嘱她近期尽量不用或少用化妆品,特别是劣质的油性或粉质的化妆品。

13 什么是润发油青春痘

润发油青春痘,属于化妆品青春痘的一种特殊类型。这种类型的青春痘基本发生于黑人,尤其是黑人男性。

在非洲,黑人男性常常将各种油脂涂到头发或面部上,以为这样做可以美化他们的身体,改善他们的形象。可是,这种努力常常会适得其反,导致青春痘发生。润发油青春痘通常表现为闭合性粉刺,可见于前额、颞部、面颊和颏部等部位。

研究证明,有很多种润发油可导致青春痘发生。矿物油的致粉刺性相对较弱,其他的动植物油脂更容易导致青春痘发生。

14 化妆品青春痘应该怎样认定

在临床上,化妆品青春痘主要表现为在接触部位出现与毛孔一致的黑头粉刺、炎症性丘疹及脓疱,或在原有青春痘基础上接触后症状加重。

诊断化妆品青春痘,应符合以下条件:首先,要有明确的化妆品接触史。其次,在接触部位出现和毛孔一致的黑头粉刺、炎症性丘疹及脓疱等。另外,要排除非化妆品所引起的青春痘。必要时可对患者所使用的化妆品做质量鉴定。

15 为什么卡车司机的背部会出现青春痘

　　张师傅是一个有十多年驾龄的老司机了。最近在他的背部长了许多红色的小疙瘩，有时还有点痒。经人介绍，他找到了师部医院皮肤美容科的翟主任。

　　翟主任在仔细检查之后，说他得了一种少见的疾病，叫"机械性青春痘"。张师傅感到很奇怪："我都快40岁的人，还会长青春痘？"

　　专家介绍，机械性青春痘，属于青春痘的一种特殊类型，是由多种机械性刺激引起的。比如，压力、摩擦、挤压或吸引等因素，可引起皮脂腺导管变形、狭窄，皮脂排泄不畅，进而激发毛囊性炎症反应，于是，就可能在刺激部位引起青春痘样皮损，或者导致原有青春痘皮损加重。

　　张师傅就属于这种情况。他是一个老司机，长期开车搞运输，背部皮肤与椅背的长时间摩擦、压迫，就可导致背部出现青春痘样皮损。

　　专家介绍，机械性青春痘不仅仅发生在司机身上。类似的现象还可能发生在骑摩托车戴头盔者、足球运动员的额部以及小提琴手的颈颊部等。不少患者两侧面颊部皮损的严重程度并不对称，可能与睡姿习惯有关。另外，刘海的存在常是少女额头青春痘反复发作的原因。

　　最后，翟主任建议张师傅做一个小靠垫，开车时避免背部直接与椅背接触。同时开具了维A酸类霜剂和尿素软膏，让张师傅外用，说大概1～2周皮疹就可以消退。

16 什么叫表皮剥脱性青春痘？ 如何防治

　　表皮剥脱性青春痘，又称"挑剔者青春痘"或"少女人工青春痘"。

此病主要见于患有浅表性青春痘的女孩。患者的原发病变可能很轻，甚至根本不存在，但是，她们常常控制不了自己，反复去挤捏面部的微小粉刺。有时，因为这些原发损害太小，肉眼难以发现，于是患者常借助于放大镜来寻找。最终可形成结痂，并留下萎缩性瘢痕。

表皮剥脱性青春痘，可能是抑郁症或焦虑症的一种表现。它是一种过度强迫性症状。对于此类患者，心理的疏导和教育很重要，病情严重时可服用精神药物。建议其不要过度清洗面部，不必用放大镜观察皮肤，还要剪去长指甲。

局部可外用含有止痒剂的炉甘石洗剂或皮质类固醇霜剂，适当应用镇静剂也很有必要。

17 荨麻疹性青春痘是怎么回事

荨麻疹性青春痘，是表皮剥脱性青春痘的一种特殊类型。患者常有神经官能症的表现。在其背部上方和肩部，可出现一些小风团及瘙痒性丘疹，有时，面、颈及胸部也可以出现皮肤损害。患者自觉有明显瘙痒。有时，由于搔抓，常可导致表皮剥脱、色素沉着及瘢痕形成。

这种病多见于30岁以上的妇女，常在月经来潮前呈周期性发作或症状加重。对荨麻疹性青春痘，如在月经来潮前出现症状或症状加重者，可用黄体酮防治。

18 什么是坏死性粟粒性青春痘

坏死性粟粒性青春痘，又称痘疮样青春痘。这种病的皮肤损害主要由毛囊性水疱、脓疱疹构成。有时可表现为孤立的皮疹，并且常常有剧烈瘙痒。

此病患者的发病年龄一般集中在30～50岁，以男性为多见。皮损常发生在额部发际线附近，有时，在胸背中心、颊、鼻部也可发生。常常伴发皮脂溢出的表现。

坏死性粟粒性青春痘，其典型皮肤损害为红色毛囊性丘疹或脓疱,开始为粟粒大小的暗红色毛囊性脓疱,中心部分有毳毛贯穿,中心部分很快结痂坏死,呈轻度凹陷,形成黏着性结痂。经过3～4周,痂皮脱落后可遗留有痘疮样瘢痕。通常,在初次发病时皮肤丘疹的数目不多,但是随着病情进展,不断有新的丘疹出现,治愈就比较困难。

19　什么是高雄激素性青春痘

高雄激素性青春痘,包括多囊卵巢综合征引起的青春痘、月经期加重的青春痘、迟发性或持久性青春痘。研究表明,这一类患者的血清睾酮明显增高,而雌二醇和黄体生成素则明显降低。发病可持续到30～40岁或更久。常规的青春痘疗法通常是无效的。

此病主要表现为面部皮脂分泌过多,皮肤粗糙,毛孔粗大,以炎症性丘疹为主,常伴有结节、囊肿、破溃,以及瘢痕形成。有时可见多毛、雄激素性脱发、月经周期紊乱,以及鼻唇沟及鼻翼两侧持续性、油腻性红斑等病症。

20　什么是清洁剂性青春痘

清洁剂性青春痘,是由于患者过度使用肥皂清洗面部而引起的。有些患者每天洗面至少4次,多达十多次,很容易导致此病发生。

清洁剂性青春痘,其主要的皮肤损害为封闭性粉刺。常用的肥皂很少导致粉刺,不饱和脂肪酸、抑菌剂以及摩擦可能是肥皂导致粉刺形成的原因。

另外,每天做清洗工作过多的人,可发生去污剂性青春痘。皮肤损害主要为脓疱和丘疹。因为有些抑菌皂中含有致青春痘的化合物,如氯酚等。

21　什么叫夏季青春痘

夏季青春痘,又称 Mallorca 青春痘,是一种罕见的青春痘类型。

此病常在春季发病,夏季加重,而到了秋季可完全消退。

这种类型的青春痘,几乎只发生于 25～40 岁的女性。表现为暗红色、圆顶形、坚硬的小丘疹,通常不超过 4 毫米。皮损常发生于面颊,并常扩散到颈侧、胸部和肩部,还可特征性地发生于上臂,但很少出现粉刺和脓疱。

22 成簇的眼眶周围粉刺是怎么回事

成簇的眼眶周围粉刺,这种病的名字很长,显得十分特别,它的表现也与青春痘的其他类型有很大不同。成簇的眼眶周围粉刺,多见于中年人,年龄在 30～50 岁,男性和女性的发病率并无明显的差异。这种病和寻常性青春痘无明显的关系。多数患者伴发有光线性弹力纤维病。

成簇的眼眶周围粉刺,好发于下眼睑的外侧方和颧骨表面。皮损特点是成簇的大的粉刺,范围局限。粉刺数目一般为 5～50 个。

治疗此病,可以用针挑出粉刺。也可选用异维 A 酸,每次 10 毫克,每日 3 次,口服,疗效不错,但要注意其副作用。

23 黑头是怎样"炼成"的

黑头,又称黑头粉刺,指的是发生在毛囊口的黑色或灰褐色的角栓。如果用外力压迫可以将其挤出。黑头粉刺主要由皮肤的角质碎屑、毛发、皮脂碎片等组成。有多种因素可以导致粉刺形成。比如:因为原发性毛囊发育缺陷,引起的粉刺样痣;由于遗传性皮脂腺功能异常,会导致寻常性青春痘、家族性黑头粉刺发生;由于外源性物质所致毛囊角化障碍,如毒物性青春痘。另外,还有毛囊皮脂腺被放射性物质损伤、某些结缔组织结构异常,如弹性纤维性假黄瘤、Favre-Racouhot 综合征等。

24　黑头粉刺可表现为哪些形态？　如何治疗

首先需要说明的是，这里说的黑头粉刺，与寻常性痤疮患者出现的黑头粉刺和白头粉刺是有很大区别的。

这种特殊的黑头粉刺，因为发病原因不同，在临床上可有明显不同的表现。粉刺样痣的粉刺，常表现为线状或节段状排列，有时可伴有轻重不等的表皮过度角化。家族性粉刺是一种显性遗传性疾病，患者通常在 16 岁左右发病，在肩胛部常伴有明显的皮脂溢出，躯干上部和面部由于发生息肉状粉刺和皮脂囊肿而形成广泛瘢痕，并且，有新的损害不断出现，这种情况可持续到中年期。弹性纤维性假黄瘤，颈部可发生粉刺，但不常见。Favre - Racouhot 综合征的粉刺特点是粉刺大，数量较多，主要发生在眼眶周围、颧部及颈项部等部位。

25　什么叫日光性粉刺

日光性粉刺，是和日光照射有关的一种皮肤病。这种病症好发于白人，年龄多在 60～80 岁。日晒过度的年轻人也可发生。

日光性粉刺的特征性表现为许多的开放性和闭合性粉刺，多分布在颞、鼻、眼、颊和前额等部位。发病因素为过度暴晒，常常合并有明显的日光弹性纤维变性。

26　什么叫药物性青春痘

药物性青春痘，属于药物疹的一种类型，是一种由药物引起的青春痘或青春痘样发疹。这种病的发病原因可能为药物损伤毛囊上皮，导致毛囊破裂，其内容物溢出。这些内容物进入真皮后，发生炎症反应，并发展成炎症性丘疹。

27 哪些药物能引起药物性青春痘

药物性青春痘,可由以下药物引起:常见的有同化激素、溴剂、糖皮质激素、碘、异烟肼、锂盐。较少见的有促肾上腺皮质激素、硫唑嘌呤、水合氯醛、戒酒硫、氟烷、苯妥英钠、补骨脂素、奎宁、利福平、司坦唑醇、丙酸睾酮、硫氧嘧啶、硫脲、维生素 B_1、维生素 B_6 和维生素 B_{12} 等。

青春痘的诊断和鉴别

1 确诊青春痘须具备什么条件

根据相关资料,确诊青春痘,必须具备以下条件:

第一,青春痘常见于青年男女,多在进入青春期的时候开始发病。

第二,青春痘的皮肤损害主要分布在患者的面部、前胸、背部等处,皮肤损害包括以下几类:

(1)粉刺:皮损初发时为粟粒或针头大小的丘疹,这些丘疹的分布和毛囊口是一致的。在毛囊口可见有粉刺充塞,这些粉刺呈头黑体白的半透明状,用手挤压时可将其排出。

(2)丘疹:如果皮脂腺口完全闭塞,则可形成丘疹,丘疹中央有黑头粉刺。这些丘疹可以是炎症性的,也可以是非炎症性的。

(3)脓疱:如果青春痘的丘疹发生细菌感染,则在它的顶部可有脓疱出现。脓疱破溃后还会流出黄色的、黏稠的脓性液体。

(4)囊肿:在患者的皮损周围,可形成大小不等的皮脂腺囊肿。表现为正常皮肤颜色或者暗红色,用手或者玻片按压时可有波动感。皮脂腺囊肿的顶端可有黑头,挤压时则有血性或胶状分泌物溢出。

(5)结节:青春痘炎症较深时,脓疱壁可加厚,形成淡红或紫红色的结节,或隆起呈半球或圆锥形。这些结节可以长久存在,也能被逐渐吸收,还有些患者在脓疱破溃后会形成瘢痕或窦道。

以上各种皮肤损害,可数种同时存在,也能互相转化。多数患者可伴有皮脂溢出。患者多无自觉症状,若炎症明显时则可引起疼痛及触痛。

酒渣鼻,又称玫瑰痤疮,是发生在面部的一种慢性炎症性疾病。此病患者大多数为中年人,女性较多,但是病情严重者多为男性患者。酒渣鼻的皮损特点为,在颜面中部发生弥漫性潮红,伴发丘疹、脓疱及毛细血管扩张。这种病常并发青春痘及脂溢性皮炎。没有明显自觉症状。

关于酒渣鼻的发病原因,目前认为,可能是在皮脂溢出的基础上,由于各种因素的作用使患者血管舒缩功能失调,毛细血管长期扩张所引起。毛囊虫感染在酒渣鼻的发病过程中占据重要位置。另外,长期过量饮酒、进食辛辣食物,或者受到高温及寒冷刺激,情绪激动及精神紧张、内分泌障碍等都可成为酒渣鼻的促发因素。

根据酒渣鼻的皮肤表现,以及发病过程,可将其分为三个阶段。

第一阶段为红斑期。在患者的颜面中部,特别是鼻部、两颊、前额、下颏等部位发生红斑。尤其在进食刺激性饮食,或者外界温度突然改变、精神兴奋时更加明显。红斑初发时常为暂时性的,温度降低,或者情绪冷静时会自行消退。可是,经过一段时间反复发作之后,就不再自行消退。在此阶段,除出现红斑之外,还伴有毛细血管扩张,呈细丝状,像树枝样分布。通常,以鼻尖及两侧鼻翼处最为严重。

第二阶段为丘疹脓疱期。随着病情的继续发展,在红斑的基础上可出现大量的青春痘样丘疹、脓疱,但是没有粉刺形成。在此阶段,毛细血管扩张更加明显,更加严重,纵横交错,呈网络状。

第三阶段为鼻赘期。病情持续发展,部分患者的鼻部可有结缔组织增殖,皮脂腺出现异常增大,导致鼻尖部肥大,形成大小不等的结节状隆起。这种情况称为鼻赘。此时,皮损表面凹凸不平,皮脂腺口明显扩大,挤压时,可有白色黏稠的分泌物溢出。毛细血管的扩张会更加显著。

4 肉芽肿性酒渣鼻可有哪些皮肤损害

肉芽肿性酒渣鼻是酒渣鼻的一种特殊类型。这种类型不仅发生于患者面部的蝶形部位,而且也可出现在面部两侧及口周围。这种丘疹若用玻片压视,表现为黄褐色的小结节。此病在组织学上表现为非干酪性上皮样细胞肉芽肿,与结节病、狼疮样酒渣鼻、颜面粟粒性狼疮或其他肉芽肿相似。

5 什么叫眼酒渣鼻？ 有何表现

许多酒渣鼻患者,除了有面部的红斑、丘疹、脓疱、毛细血管扩张之外,眼部也可受到损害。这种情况又被称为眼酒渣鼻。有统计,女性酒渣鼻患者在绝经之后,约有75%的人眼部受累,而处于鼻赘期的男性患者则几乎无一幸免。

眼酒渣鼻的临床表现为眼睑炎、结膜炎,偶然可引起角膜炎和巩膜炎。患者可出现眼睛干燥、异物感、流泪、畏光、视力模糊等症状。有的患者酒渣鼻症状很轻而眼部症状明显,有些患者酒渣鼻症状很重而眼部症状轻微,因此可以说,眼部受累的症状与酒渣鼻的分期并无平行关系。

6 青春痘与酒渣鼻有何区别

青春痘常常发生于青少年,发病多在青春期。主要与雄激素分泌增加、痤疮丙酸杆菌感染、进食辛辣刺激食物有关。青春痘患者的皮疹以粉刺、丘疹、脓疱为主,有时还可出现结节、囊肿和窦道,最后,可能形成凸起或凹陷的瘢痕。青春痘患者一般不会出现毛细血管扩张的情况。

酒渣鼻常发生于中老年人,与长期饮酒、进食辛辣食物,以及毛囊虫感染密切相关。皮疹以红斑、丘疹、脓疱、毛细血管扩张为主,严重的可有鼻赘生成。酒渣鼻患者不会有粉刺出现,不会有青春痘特有的萎缩性瘢痕形成。

7 瘢痕疙瘩性青春痘是青春痘吗

瘢痕疙瘩性青春痘,又称瘢痕疙瘩性毛囊炎,其皮肤损害位于枕骨下部的头皮。

项部瘢痕疙瘩性青春痘最常见于年轻的黑人或中年男性。此病与寻常性青春痘无关。它是发生于颈后的持续性毛囊炎和毛囊周围炎,表现为炎症性丘疹和脓疱。随着时间的推移,纤维化使坚硬的丘疹融合成瘢痕疙瘩性斑块,有时会形成窦道。

在组织学上,瘢痕疙瘩性青春痘是深部毛囊炎,后者可发展为毛囊周围炎,伴多形核细胞、淋巴细胞、浆细胞、肥大细胞,甚至异物巨细胞的聚集。正常的结缔组织被肥大的结缔组织所代替,并最终硬化,形成肥厚性瘢痕或瘢痕疙瘩。长期的炎症和最终的瘢痕化可造成永久性脱发。

瘢痕疙瘩性青春痘是一种深部毛囊炎,不属于青春痘。

8 瘢痕疙瘩性青春痘与瘢痕性青春痘如何鉴别

瘢痕性青春痘主要发生在患者的面部、胸背部,主要是由青春痘患者的结节、囊肿、窦道愈合之后形成的。瘢痕性青春痘可分红色瘢痕、褐色瘢痕、增生性瘢痕、萎缩性瘢痕 4 种类型。出现增生性瘢痕时,可有瘢痕疙瘩样皮损出现。

瘢痕疙瘩性青春痘常见于年轻的黑人和中年男性,其皮肤损害位于枕骨下部的头皮,是一种严重类型的毛囊炎,其主要表现就是瘢痕疙瘩的形成。

9 面部脓皮病与青春痘如何鉴别

国外学者 Olesry 和 Kierland 曾描述了发生于面部的脓皮病。这种脓皮病主要表现为明显的皮肤潮红或者发紫的红斑,同时,可伴有表浅和深部的脓肿,以及囊肿性损害。部分囊肿可以由互通性管道或窦道连接形成一个整体。有些囊肿性损害内部含有淡绿色或淡黄色脓性物质。陈旧性囊肿还可产生油性物质。

面部脓皮病最常发生于青春期后的女孩,它与青春痘的显著不同是,没有粉刺,常急性发病,病情可呈暴发性加重。同时,在患者的背部和胸部没有青春痘样的损害。

10 青春痘与革兰氏阴性菌毛囊炎有什么区别

青春痘是青少年多发的皮肤病,主要和内分泌失调、毛囊皮脂腺管口的过度角化,以及痤疮丙酸杆菌感染有关系。皮肤损害主要为丘疹、粉刺、脓疱,病情严重者可出现结节、囊肿、窦道,最后形成增生性或萎缩性瘢痕。

革兰氏阴性菌毛囊炎,通常是青春痘的一种继发病症。这种疾病,通常发生于病程较长,且长期使用抗生素(主要是四环素)的青春痘患者。在进行抗生素治疗过程中,患者鼻孔前部可发生直径2~6毫米的表浅脓疱,或者出现波动性、位置较深的结节。如果对这些皮肤损害取材进行细菌培养,通常显示为大肠杆菌和克雷伯杆菌感染,而深部囊肿性损害则常为变形杆菌感染。

11 化脓性汗腺炎有何特征? 它和青春痘有何关系

化脓性汗腺炎是一种发生在大汗腺的炎症性疾病,发病率女性高于男性。此病可发生于腋窝、腹股沟和臀部,也可发生于乳晕周围。化脓性汗腺炎由大汗腺开口闭塞并继发细菌感染引起。此病有一定的遗传倾向。

起初,因为各种原因引起毛囊的过度角化,并形成角质栓插入大汗腺管。随后大汗腺内容物蓄积,继发细菌感染,产生严重的炎症反应。如果腺体炎症持续存在,其上层皮肤会破裂,并出现明显纤维化和形成窦道。当疾病成为慢性时,会发生溃疡,窦道扩大,瘘管形成,纤维化和瘢痕化更为明显。病程慢性,有时可出现急性发作。

这种疾病的特征为红色触痛性结节,开始时坚硬,以后呈波动性并有疼痛。对于早期汗腺炎与疖病,一项有助于区别的临床症状是,前者的顶泌腺区域可出现粉刺。损害处破裂、化脓以及窦道形成是该病的特征性病变过程。当这些病变愈合后,损害又会再次形成,因此本病常常迁延不愈。它最终会形成蜂窝状的慢性感染性瘘管。个别损害含有浓厚的、黏液样的、黏稠的化脓样物质。

化脓性汗腺炎是发生在大汗腺的炎症性疾病。有青春痘病史,或者肥胖的人容易患此病。

青春痘是发生在毛囊皮脂腺部位的慢性炎症,除了出现粉刺、丘疹、脓疱之外,也可以出现结节、囊肿、窦道,或者形成严重的瘢痕。但青春痘的皮损主要发生在面部,或者胸背部靠近中线部位,很少出现在腋窝、腹股沟和臀部。

12　颜面播散性粟粒性狼疮与青春痘如何区别

颜面播散性粟粒性狼疮,好发于成年人,皮肤损害主要为半球形或略扁平的丘疹或小结节,呈暗红或褐色,用手触之感觉是柔软的。皮疹的中心可出现坏死,玻片按压丘疹时,可以显出黄色或褐色小点,主要分布在患者的下眼睑、鼻唇沟等处。

青春痘好发于青少年,皮肤损害为丘疹、粉刺、脓疱等多种表现,有明显的炎症反应。

13　青春痘如何与皮脂腺瘤进行鉴别

皮脂腺瘤为结节性硬化症的一种特征性表现。皮脂腺瘤好发于鼻周,常幼年出现。皮肤损害为伴毛细血管扩张的丘疹,集簇分布,无炎症反应,往往伴有癫痫、鲨鱼皮斑、叶状白斑及甲周纤维瘤等。

青春痘是一种青春期多发的皮肤病,多在进入青春期后发病。主要表现为丘疹、粉刺、脓疱,严重者可出现结节、囊肿、窦道,最后形成增生性或萎缩性瘢痕。

14 青春痘样皮疹是青春痘吗

青春痘样皮疹是指因口服和外用药物导致的青春痘样皮损。最常见的是口服或外用糖皮质激素所致的皮疹,典型的皮损是炎症性丘疹而不是粉刺,黑头粉刺更少见。皮肤损害分布通常以躯干上部和上臂为主,也可见于面部。较长时间外用糖皮质激素,尤其是含氟的制剂可出现局部性青春痘样皮疹,通常为毛囊性炎症性丘疹。

服用含有碘、溴、雄激素、环孢素、抗癫痫药、异烟肼、锂制剂等也可引起青春痘样皮疹。这些药物中除雄激素所致的青春痘外,其他药物引起的青春痘样皮疹实际上与青春痘无关,应属于药疹的范畴。

15 类固醇性青春痘是怎么回事

目前,皮质类固醇激素被广泛用于治疗各类疾病。在短期使用中、高剂量的皮质类固醇时,部分患者会出现一种独特的皮疹,称为"类固醇性青春痘"。它是一种突然发生的炎症性丘疹,大量的皮损分布于患者的躯干上部和上臂,但也可出现于面部。类固醇性青春痘典型的皮损是丘疹而不是粉刺。可是,外国学者 Hurwitz 的组织学研究,也曾清楚地显示有毛囊性的微小粉刺形成。长期外用皮质类固醇激素,特别是含氟型的,或者给予封包治疗,很容易引起青春痘样皮疹。

16 糠秕孢子菌毛囊炎是怎样一种病？有何表现

糠秕孢子菌毛囊炎是一种由糠秕孢子菌引起的毛囊性皮肤真菌病。这种病多见于中青年，平均发病年龄在 30 岁左右。男女均可发病，男多于女。

糠秕孢子菌毛囊炎，夏秋季多发，好发于患者的皮脂腺丰富的部位，如后背上部、胸前、双肩、颈部，少数见于前臂、小腿和面部，腹部有时也会发生。皮损呈弥漫性或散在性，多呈对称性。皮疹为圆顶状毛囊性红色小丘疹，中间有毛囊性小脓疱，可挤出粉状物。长期服用皮质类固醇或广谱抗生素的患者容易并发此病。

患者可有不同程度的瘙痒，常伴有灼热和刺痛感。剧烈运动或洗澡后出汗，可加剧瘙痒。如果取皮损处的皮屑进行真菌镜检，可以查到短杆状菌丝及圆形孢子。

这种病往往并发花斑癣、面部痤疮。常见于多汗症、油性皮肤、脂溢性皮炎的患者。

17 糠秕孢子菌毛囊炎与青春痘有何不同

糠秕孢子菌毛囊炎，夏秋季多发，好发于青壮年人，皮损好发于胸背部、颈肩部，少数可见于前臂、小腿和面部。皮损呈弥漫性或散在性发生，为圆顶状毛囊性红色小丘疹，中间有毛囊性小脓疱，可以挤出粉状物。糠秕孢子菌毛囊炎皮疹大小、形态类似。如果取皮屑做真菌镜检可发现短杆状菌丝及圆形孢子。

青春痘，好发于青春期的男女，多因雄激素分泌旺盛、毛囊皮脂腺导管角化过度，以及细菌感染等引起。皮肤损害多分布在患者的面部，以及胸背靠近中线的部位，皮疹呈多样化表现，可有粉刺、黑头、丘疹、脓疱、结节、囊肿等。痊愈后可留下痘印或萎缩性瘢痕。

18　毛囊虫皮炎是怎样一种病？　如何防治

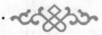

　　近几天，小琳脸上出了许多红色的斑点和小疙瘩，不仅影响容貌，还又疼又痒。于是，男友陪她来到附近一家医院的皮肤科就诊。一位中年医生给小琳检查后，从她脸上的毛囊孔里挤出一些黄色分泌物，涂在玻片上，然后在分泌物上滴了一点甘油，放到显微镜下观察。

　　最后，医生告诉小琳，她患了"毛囊虫皮炎"，因为在她的毛囊内发现了毛囊虫。

　　医生介绍，毛囊虫（人蠕形螨的幼虫）常栖居在正常人的毛囊和皮脂腺内，一般不引起症状。如虫体繁殖过多，可使皮脂腺肿胀增生，加上虫体的代谢产物和死虫崩解物的刺激，使局部皮肤产生炎症反应。于是，就引起了毛囊虫皮炎，又称蠕形螨病。

　　防治毛囊虫皮炎，最重要的是要保持面部清洁卫生，同时，要多吃蔬菜水果，限制进食辛辣或油腻食物。若面部患了青春痘、脂溢性皮炎或酒渣鼻等皮肤病，要及时治疗。

　　最后，医生给小琳开了以下处方：口服甲硝唑，每次 0.2 克，每日 3 次；用林旦乳膏、10％硫黄霜，每天 2 次，交替外用。医生告诉小琳，连用 15 天为一疗程，就会有很好的效果。

19　毛囊虫皮炎有哪些表现

　　毛囊虫皮炎，是由人蠕形螨引起的一种毛囊皮脂腺的炎症。此病多发生在青年人的面部，初起时局部皮肤轻度潮红，以后红斑逐渐明显，由鼻尖蔓延至鼻翼、眉间、额、颏、颊部，甚至扩展到胸背等处。接着，在红斑上出现丘疹、脓疱、结痂及脱屑，并引起鼻部皮肤肥厚、毛囊口及毛细血管扩张。

这种病有时与酒渣鼻或青春痘很相似,但没有黑头和粉刺。患者有轻度的瘙痒,有时也会有疼痛的感觉。

20 毛囊虫皮炎和青春痘如何区别

毛囊虫皮炎,是由人蠕形螨引起的疾病。此病青年人多见,面部多发。初发病时局部皮肤轻度潮红,以后红斑逐渐明显,由鼻尖蔓延至鼻翼、眉间、额、颏、颊部,甚至扩展到胸背等处。随后,可在红斑上出现丘疹、脓疱、结痂、脱屑等皮肤损害。另外,毛囊虫皮炎,还可引起鼻部皮肤肥厚、毛囊口及毛细血管扩张等类似酒渣鼻的表现。

青春痘和毛囊虫皮炎一样,也是一种发生在毛囊皮脂腺的慢性炎症。都好发于青少年的面部,并且以丘疹、脓疱为重要表现。但青春痘还可以出现结节、囊肿等表现,并且可有粉刺、黑头和痘印形成。

21 青春痘常用的检查项目有哪些

青春痘是一种病因复杂,表现多样,且病程较长的皮肤病。进行一些辅助检查,可有助于疾病的诊断和治疗。常用的检查项目包括:痤疮丙酸杆菌检查、微量元素检查、螨虫镜检、激素六项检查等。其他的还有皮肤病理检查、皮脂分泌率检查等。

22 痤疮丙酸杆菌是怎样一种细菌

痤疮丙酸杆菌是造成青春痘的主要细菌。根据一些学者的长期研究,发现这种菌的多个基因都能够制造出特殊物质,包括一些分解皮肤组织的酶和具有免疫原性的蛋白质。

痤疮丙酸杆菌是一种革兰氏染色阳性的厌氧短杆菌,通常在细胞内寄生。这种细菌属于皮肤的正常菌群,它们通常寄居在皮肤的毛囊及皮脂腺中。随着青少年的发育成熟,他们的毛囊口出现角栓,皮脂腺分泌功能也会明显增加。由于皮脂含有较多脂肪酸等成分,非常适合痤疮丙酸杆菌的生长及繁殖,因此,这些细菌就很自然地成为青春痘发生发展的一个主要祸害。

23 痤疮丙酸杆菌是如何引起青春痘的

痤疮丙酸杆菌存在于人体的毛囊和皮脂腺内。当毛囊和皮脂腺导管被堵塞时,这种细菌就会迅速生长,分解饱和脂肪酸,产生大量的游离脂肪酸。这些脂肪酸通过毛孔渗入皮肤,引起皮肤的炎症反应,于是,就产生了粉刺、丘疹、脓肿等皮肤损害。

利用过氧化苯甲酰和丁香油等天然抗生素可杀死痤疮丙酸杆菌,但是四环素不行,因为痤疮丙酸杆菌已经对它产生了耐药性。

24 为什么青春痘患者要进行微量元素检查

微量元素,包括锌、铁、钙、镁、铜等,在人体代谢过程中发挥着极其重要的作用。微量元素的缺乏或者过剩都可能引发人的健康问题,微量元素的含量过高或偏低,预示着其患有某种疾病的危险。

通过对青春痘的发病过程进行研究,许多学者发现,青春痘的发生与锌元素水平降低有密切关系。

25 螨虫镜检对青春痘诊治有何价值

螨虫为一类体型微小的动物,属于节肢动物门、蛛形纲、蜱螨亚纲。虫体大小一般都在 0.5 毫米以下,多数种类小于 1 毫米。目前,关于螨虫在青春痘发病过程的作用,还存在争议。但检查螨虫,对青春痘的诊断和治疗仍具有一定价值。

26 何谓激素六项检查? 有何临床意义

激素六项是测定人体性激素,以及相关激素水平的一组检查项目。通过此组检查,可测定激素水平,了解内分泌功能,诊断青春痘、多囊卵巢综合征等与内分泌失调相关的疾病。包括促卵泡生成激素、促黄体生成素、催乳素、雌二醇、黄体酮、睾酮等 6 个测定项目：

（1）促卵泡生成激素（FSH）：促卵泡生成激素是一种糖蛋白激素，由脑垂体前叶产生。这种激素的主要功能是促进卵巢的卵泡发育和成熟。血清中促卵泡生成激素的浓度在排卵前期为 1.5～10 单位/升，排卵期为 8～20 单位/升，排卵后期为 2～10 单位/升。一般以 5～40 单位/升作为正常值。

另外，还有一种特殊的激素，叫基础尿促卵泡素。在月经周期开始的 0～3 天，卵泡生长初始阶段，卵泡内的颗粒细胞尚未开始大量分泌雌激素，脑垂体和卵巢之间的反馈调节才刚刚开始。在这一时期测量出的血清尿促卵泡素浓度，称为基础尿促卵泡素水平。

基础尿促卵泡素水平，直接反映了卵巢的分泌功能，是临床上评价卵巢功能的重要指标。基础尿促卵泡素水平过高，提示卵巢分泌功能较差。女孩进入青春期之后，她们的基础尿促卵泡素水平会随年龄增长逐步升高。

（2）促黄体生成素（LH）：促黄体生成素，属于一种促性腺激素。这种激素由脑垂体产生，在男性能刺激睾丸产生雄激素，在女性则可刺激卵巢分泌雌激素。促黄体生成素的正常范围：男性为 1～8 单位/升。女性为滤泡期 2～21 单位/升，排卵期 18～90 单位/升，黄体期 0.8～16 单位/升，绝经期 1～92 单位/升。

促黄体生成素水平增高，常见于多囊卵巢综合征、原发性性腺功能低下、卵巢功能早衰、卵巢切除术后，以及更年期综合征或绝经期妇女。促黄体生成素水平降低，可见于下丘脑—垂体促性腺功能不足，如下丘脑性闭经；长期服用避孕药；使用激素替代治疗后。

（3）催乳素（PRL）：催乳素为腺垂体分泌的一种蛋白质激素，它的主要作用是促进乳腺生长发育，引起并维持泌乳。这种激素的正常范围：男性为＜20 微克/升。女性为卵泡期＜23 微克/升，黄体期 5.0～40.0 微克/升，妊娠前 3 个月＜80 微克/升，妊娠中 3 个月＜160 微克/升，妊娠末 3 个月＜400 微克/升。

（4）雌二醇（E2）：雌二醇是一种主要的雌激素。雌二醇主要由卵巢分泌，少量由肝、肾上腺皮质、乳房分泌。怀孕时，胎盘也可大量分泌。男性的睾丸也会分泌少量。其正常范围：男性为 50～200 皮摩/

升。女性为卵泡期 94～433 皮摩/升,黄体期 499～1 580 皮摩/升,排卵期 704～1 580 皮摩/升,绝经期 40～100 皮摩/升。

雌二醇水平增高,常见于儿童女性化、产生雌激素的肿瘤、肝硬化失代偿期、肾上腺皮质增生;雌二醇水平降低,则见于 Turner 综合征或原发性、继发性性功能减退症等。

(5)黄体酮(P):属于孕激素。黄体酮可用来调整妇女的月经周期,但是,这种物质具有一定副作用,需在医生指导下谨慎使用。

黄体酮正常范围:男性为成人<3.2 纳摩/升。女性为卵泡期 0.6～1.0 纳摩/升,排卵期 1.0～11.2 纳摩/升,排卵后 20.8～103.0 纳摩/升。

(6)睾酮(T):睾酮,主要由男性的睾丸或女性的卵巢生成,人体的肾上腺也可分泌少量。睾酮是最重要的雄激素和同化激素。无论是男性还是女性,睾酮对健康都具有重要作用。睾酮的作用包括增强性欲、力量、免疫功能及对抗骨质疏松症等。据统计,成年男性分泌睾酮的量是成年女性分泌量的 20 倍。

睾酮的正常范围:成人男性为 14～25.4 纳摩/升,女性为 1.3～2.8 纳摩/升。儿童男性为<8.8 纳摩/升,女性为<0.7 纳摩/升。妊娠期为 2.7～5.3 纳摩/升。

一般性激素检查最好在月经干净后 3～7 天,但在月经的其他时间也可以检查,在月经的不同时期,性激素水平高低,具有不同的意义。

青春痘治疗指南

1 我们为什么需要有一份青春痘治疗指南

青春痘是一种发生在毛囊皮脂腺的慢性炎症性皮肤病,这种病的发病率很高,在整个人群中占 70%～87%。而且,这种病对青少年的心理和社交影响很大。

青春痘的治疗方法很多,疗效也有很大不同。因此,制定一套关于青春痘的治疗指南,来规范各级医院皮肤科医师的医疗行为,对于提高疗效,减轻患者的经济负担,都是很有必要的。

2 人体内部的雄激素是怎样影响青春痘发病过程的

目前,雄激素在青春痘发病过程中的作用已经十分清楚。但是,雄激素究竟是如何影响青春痘的发病进程呢?

雄激素水平的升高可促进皮脂腺发育,并产生大量皮脂。研究证实,部分青春痘患者血中睾酮含量,和无青春痘者相比有明显增高。此外,黄体酮和肾上腺皮质中的脱氢表雄酮也在一定程度上促进了皮脂的分泌。皮脂主要由角鲨烯、蜡酯、三酰甘油,以及少量胆固醇、胆固醇酯组成。

青春痘患者皮脂中蜡酯含量较高,亚油酸含量较低。而亚油酸含量的降低则可能使毛囊周围的必需脂肪酸减少,从而能够促进毛囊上皮的角化。

3　为什么说皮脂腺导管的异常角化是青春痘发病的重要原因

　　我们知道,青春痘发生的本质就是粉刺的形成。粉刺的生成始于毛囊皮脂腺的扩大,而这种扩大则继发于异常角化的角质细胞。

　　在毛囊的漏斗下部,有许多异常的角质形成细胞。在这些角质形成细胞中板层颗粒会明显减少,取而代之的是大量的张力细丝、桥粒和脂质包涵体。这些异常的角质细胞逐渐增厚,角质物严重堆积,致使毛囊皮脂腺导管堵塞,皮脂腺产生的皮脂类物质潴留,最终就形成了角质栓即微粉刺。于是,就发生了青春痘。

　　因此,我们可以说皮脂腺导管的过度角化是青春痘发病的一个重要原因。

4　毛囊皮脂腺中存在有哪些微生物？　对青春痘发生有何影响

　　毛囊皮脂腺中含有大量的皮脂,而皮脂则可以为病原微生物的生长提供良好的条件。因此,在皮脂的分泌和排出发生障碍时,就很容易导致细菌感染。毛囊内存在着多种微生物,如痤疮丙酸杆菌、白色葡萄球菌和马拉色菌等,其中,以痤疮丙酸杆菌最为重要。

　　痤疮丙酸杆菌为厌氧菌,皮脂的排出受阻正好为其提供了良好的局部厌氧环境,使得痤疮丙酸杆菌大量繁殖。痤疮丙酸杆菌产生的酯酶可分解皮脂中的三酰甘油,产生游离脂肪酸,后者是导致青春痘炎症性损害的主要因素。此外,痤疮丙酸杆菌还可产生多肽类物质,这些物质能导致中性粒细胞聚集,活化补体,并且可使白细胞释放各种酶类,诱发和加重炎症。

5　根据《中国痤疮治疗指南》,青春痘是如何进行分级的

　　青春痘分级是青春痘治疗及疗效评价的重要依据。根据青春痘皮损性质及严重程度,将青春痘进行分级,是青春痘治疗及疗效评价

的重要依据。根据青春痘皮损性质及严重程度可将青春痘分为三度四级：

轻度(1级)：仅有粉刺存在。

中度(2级)：除了粉刺之外还可见到炎症性丘疹。

中度(3级)：除有粉刺、炎症性丘疹之外，还有一些脓疱出现。

重度(4级)：除了有粉刺、炎症性丘疹、脓疱之外，还可以出现结节、囊肿或瘢痕。

6 青春痘患者在清洗面部时应注意哪些问题

青春痘是一种发生在面部的皮肤病，面部的清洗和护理十分重要。

在日常生活中，首先，患者应注意用清水洗脸，去除皮肤表面的油脂、皮屑和细菌的混合物，但不能过分清洗。其次，注意不能用手挤压、搔抓粉刺。此外，要禁用油脂类、粉类护肤美容化妆品，以及含有糖皮质激素成分的软膏和霜剂。

7 治疗青春痘，可选择哪些外用药物

青春痘是一种十分常见的皮肤病，局部的药物治疗在青春痘的整个治疗过程中占据重要位置。治疗青春痘，有许多外用药物可以选择。其中，比较常见、效果也比较好的有维A酸类药物、抗生素类药物。另外，过氧化苯甲酰、壬二酸、二硫化硒、硫黄制剂等也可外用治疗青春痘。

8 哪些维A酸类制剂可外用治疗青春痘？ 如何治疗

维A酸类药物，近年来，被广泛应用于青春痘的局部治疗，并且取得了很好的疗效。主要包括：

第一，0.025%～0.1%维A酸霜或凝胶。这种药物可以调节表

皮角质生成细胞的分化,促使粉刺溶解和排出。开始用药 5～12 天时,皮肤可能会出现轻度的刺激反应,如局部潮红、脱屑绷紧或烧灼感,但这些症状可以逐渐消失。因此,应从低浓度开始,每日晚上应用 1 次,避免光照后增加刺激性。待病情缓解后,每周外用 1 次即可。

第二,13-顺维 A 酸凝胶。这种药物可以调节表皮角质形成细胞的分化,进而减少皮脂分泌。每日 1～2 次,外用即可。

第三,第三代维 A 酸类药。如 0.1％阿达帕林凝胶,每天晚上用 1 次,治疗轻、中度青春痘有较好疗效。0.1％他扎罗汀乳膏和凝胶,隔日晚上使用 1 次,可以减少药物对皮肤的局部刺激。

9 为什么过氧化苯甲酰外用能治疗青春痘

过氧化苯甲酰属于过氧化物。外用后能缓慢释放出新生态氧和苯甲酸,这些物质可杀灭痤疮丙酸杆菌,并具有溶解粉刺及收敛作用。

过氧化苯甲酰可配制成 2.5％、5％和 10％不同浓度的洗剂、乳剂或凝胶。为了减少对皮肤的刺激,应从低浓度开始应用。含 5％过氧苯甲酰及 3％红霉素的凝胶可提高治疗效果。

10 哪些抗生素外用对青春痘疗效比较好

在皮脂的分泌和排出发生障碍时,就很容易导致细菌感染。毛囊内存在着多种微生物,如痤疮丙酸杆菌、白色葡萄球菌和马拉色菌等,其中,以痤疮丙酸杆菌最为重要。因此治疗青春痘,主要是选择对痤疮丙酸杆菌敏感的抗生素。这些抗生素包括红霉素、氯霉素、氯林肯霉素等。

红霉素、氯霉素或氯林肯霉素,可用乙醇或丙二醇配制,浓度为 1％～2％,疗效较好。1％氯林肯霉素磷酸酯溶液,不含油脂和乙醇,属水溶性乳液,适用于皮肤干燥和敏感的青春痘患者。1％盐酸氯林可霉素溶液对青春痘也有同样的疗效。

11 壬二酸外用能治疗青春痘吗

壬二酸是一种天然化学酸,能抑制或杀灭皮肤表面的厌氧菌和需氧菌。局部应用壬二酸霜,可明显减少皮肤细菌和毛囊内痤疮丙酸杆菌数量,具有直接的抗菌作用。此外,应用壬二酸还可减少皮肤表面游离脂肪酸和脂质成分,对正常人或青春痘患者的皮肤表现出角化抑制作用。

壬二酸,可配成15％～20％的霜剂外用。壬二酸是一种非抗生素类药物,长期用药后细菌不容易产生耐药性,并且副作用较少。少数患者用药后,皮肤可出现红斑、瘙痒、烧灼感等,但一般症状均较轻,不影响继续治疗。

12 为什么二硫化硒外用能治疗青春痘

二硫化硒具有抑制真菌、寄生虫及细菌的作用,也可降低皮肤游离脂肪酸的含量。因此,可被用来治疗青春痘。

用法:清洁皮肤后,将2.5％二硫化硒洗剂略加稀释,然后均匀地涂布于皮脂溢出明显的部位,大约20分钟后再用清水洗涤。

另外,5％～10％硫黄洗剂,具有调节角质形成细胞的分化、降低皮肤游离脂肪酸等作用,对痤疮丙酸杆菌有一定的抑制作用,也可以用于治疗青春痘。

13 如何按照青春痘病情轻重制订治疗方案

目前,医学界是按照青春痘的轻重分级来制订治疗方案的。其中,轻度青春痘,仅选外用药治疗即可。

对于中度青春痘,可以系统应用抗生素,同时配合局部外用消除粉刺的药物,疗程为3个月。如果疗效良好,可继续抗生素治疗至少

6个月,用量可减至维持量,随后配合使用局部制剂。如果疗效不好,有少许瘢痕形成,可改用其他抗生素,或考虑患者依从性问题。如果瘢痕明显,或者精神情绪受到影响,可口服异维 A 酸。

对于重度青春痘,可先用抗生素药物,随后改用异维 A 酸口服。

14　治疗青春痘,为什么要首选对痤疮丙酸杆菌敏感的抗生素

抗生素疗法是治疗青春痘,特别是中、重度青春痘的重要手段。在众多的定植微生物,包括表皮葡萄球菌、痤疮丙酸杆菌、马拉色菌和其他革兰氏阴性杆菌等,只有活的痤疮丙酸杆菌与青春痘炎症反应加重有明确的关系,因此,选择针对痤疮丙酸杆菌敏感的抗生素是重要的出发点。

除了感染引起的炎症之外,免疫和非特异性炎症反应也参与青春痘炎症性损害的形成过程,因此,既能抑制痤疮丙酸杆菌繁殖,又具有非特异抗炎症作用的抗生素就要优先选择。

15　治疗青春痘,为什么要首选四环素类药物

根据抗生素药代动力学研究,因为能选择性分布于皮脂溢出部位,所以,应首选四环素类药物,其次是大环内酯类药物。其他如磺胺甲基异噁唑、甲氧苄啶和甲硝唑也可酌情选用。但是 β -内酰胺类抗生素则不宜选择。

四环素类中的第一代四环素类药物,如四环素口服吸收差,对痤疮丙酸杆菌的敏感性低;第二代四环素类药物,如米诺环素、多西环素应优先选择,但两者不宜相互替代。

对系统性感染目前常用的抗生素为克拉霉素、罗红霉素等。左氧氟沙星等药物应尽量不用。

16　治疗青春痘,为什么强调要规范药物的剂量和疗程

由于抗生素治疗青春痘有效的重要基础是抑制痤疮丙酸杆菌繁

殖,而不是以非特异性抗炎作用为主,所以,一定要注意防止或减缓痤疮丙酸杆菌耐药的产生,这就要求规范药物的剂量和疗程。

通常米诺环素和多西环素每日剂量为 0.1～0.2 克,可以 1 次或分 2 次口服;四环素每日 0.5～1.0 克,分 2 次空腹口服;红霉素每日 1.0 克,分 2 次口服。疗程不少于 6 周,但不宜超过 12 周。

17　在使用抗生素治疗青春痘时,应注意哪些问题

为了预防耐药的产生,抗生素治疗青春痘应注意以下问题:

第一,避免单独使用一种药物来治疗青春痘,特别是长期局部外用。

第二,治疗开始要足量,一旦有效应继续维持一段时间。

第三,治疗后 2～3 周没有疗效时,要及时停用或换用其他抗生素,并注意患者的依从性和区别革兰氏阴性细菌性毛囊炎。

第四,要保证足够的疗程,并避免间断使用。

第五,痤疮丙酸杆菌是正常皮肤寄生菌,治疗以有效抑制其繁殖为目的,而不是达到完全消灭,因此不可无原则地加大剂量或延长疗程,更不可以作为维持治疗甚至预防复发的措施。

第六,如果条件许可,应检测痤疮丙酸杆菌的耐药性,指导临床合理用药。

18　使用抗生素治疗青春痘,常见的不良反应有哪些

在使用抗生素治疗青春痘的过程中,可能会产生较多的药物不良反应。比如,常见的有胃肠道反应、药疹、肝脏损害、光敏反应、前庭受累(如头昏、眩晕)和良性颅内压增高(如头痛)等。罕见的不良反应有狼疮样综合征,特别是米诺环素这种药物,对长期饮酒、乙型肝炎、过敏性皮炎等患者应慎用或禁用。

四环素类药物不适合应用于孕妇和 16 岁以下的儿童。

19 使用抗生素治疗青春痘，应如何预防不良反应发生

在使用抗生素治疗青春痘的过程中，为预防不良反应发生，首先，可将米诺环素每日剂量分次口服，或使用缓释剂型每晚 1 次服用，可减轻不良反应。若出现严重不良反应或者患者不能耐受时，要及时停药，并进行对症处理。大环内酯类和四环素类药物均易产生药物的相互作用，联合其他系统药物治疗时要注意这个问题。

20 维 A 酸治疗青春痘的指征有哪些

口服维 A 酸是治疗严重青春痘的标准方法，也是目前治疗青春痘最有效的方法。维 A 酸可作用于青春痘发病的所有病理生理环节，治疗效果显著。但考虑到这类药物的不良反应，因此尽量不作为轻度青春痘的首选治疗。维 A 酸治疗青春痘的应用指征包括：

第一，严重的结节囊肿性青春痘及其变异形式。

第二，伴有瘢痕形成的炎症性青春痘。

第三，对常规治疗措施没有效果的中度到重度的青春痘，如采用联合疗法 3 个月，包括全身应用四环素类药物的患者。

第四，伴有严重心理压力的青春痘患者（毁容恐惧症）。

第五，革兰氏染色阴性细菌性毛囊炎。

第六，反复发作，需要重复和长期全身应用抗生素者。

第七，由于某种原因想迅速控制病情的少数患者。

21 如何应用维 A 酸治疗青春痘

应用维 A 酸治疗青春痘，维 A 酸的常用剂量为 $0.25\sim0.5$ 毫克/（千克·日）。为了减少此药的副作用，剂量不应超过 0.5 毫克/（千克·日）。维 A 酸治疗青春痘，其疗程的长短主要取决于患者的体重和每日所用的剂量。

最小累积靶剂量是以 60 毫克/千克为目标,但是,如果累积剂量达到 60 毫克/千克,仍未取得满意疗效,可以考虑增加到 75 毫克/千克。应该注意的是,即使青春痘皮损一度完全清除,在尚未达到 60 毫克/千克阈值时,就停止使用维 A 酸,则青春痘复发概率还会很高。

也可以应用冲击疗法,就是每月的最初 7 天,每天使用 0.5 毫克/千克维 A 酸,这种方法适用于已经完成全部疗程后仍然复发者,以及慢性、病程迁延和耐药的青春痘患者。

对患有严重青春痘的青少年,也可以采用连续低剂量的维 A 酸进行治疗。在最初阶段,这些患者粉刺溶解的效果很差,但是维 A 酸 10～20 毫克/(千克·日),使用 4～6 个月就能够很快清除皮肤损害,随后外用维 A 酸以维持疗效。

我们不提倡大剂量维 A 酸疗法,因为增大维 A 酸的剂量,并不能明显提高疗效,反而可能出现潜在的严重毒性反应。

22 维 A 酸常见的不良反应有哪些

在使用维 A 酸系统治疗青春痘之前,对患者的疏导和解说是非常重要的。应向患者说明维 A 酸能引起很多不良反应,特别是致畸胎作用。患者在治疗前 1 个月应严格避孕,直到在治疗结束后 3 个月内也应避孕。如果在治疗过程中怀孕了,必须采取流产处理。由于少数患者使用维 A 酸后会产生抑郁症状,因此,有抑郁病史或家族史的患者用药应谨慎,一旦发生情绪波动或出现任何抑郁症状,应立即停药。

维 A 酸的其他不良反应主要是皮肤黏膜干燥。开始阶段有暂时的青春痘加重。5% 的患者会有光敏感,关节和肌肉疼痛,在夜间行驶时发生夜盲,重度脱发,血清三酰甘油可能升高。治疗开始前应进行肝功能和血脂检查,并要在治疗后 1 个月复查。如果均正常,就不需要进一步的血液检查。长期大剂量应用维 A 酸可引起骨骺畸形,如骨质增生、脊髓韧带钙化、骨质疏松。

应注意维 A 酸不能与四环素类药物同时应用,也不能同时应用糖皮质激素,因为维 A 酸与糖皮质激素可能会协同诱发颅内压升高。维胺酯可以代替维 A 酸,其不良反应相对较轻。但口服效果略差,起效较慢。

23 常见的性激素有哪些? 适用于哪些类型的青春痘

性激素,如雌激素和孕激素。女性中、重度患者,如果同时伴有雄激素水平过高,雄激素活动旺盛的表现如皮脂溢出、青春痘、多毛脱发或存在多囊卵巢综合征,应及时采用雌激素、孕激素治疗。对于迟发性青春痘及在月经前青春痘加重的女性患者也可考虑联合使用雌激素。美国食品药品管理局(FDA)批准雌激素可用于治疗年龄大于 15 岁的女性青春痘患者。

24 为什么可以用性激素治疗青春痘

性激素可以通过以下途径发挥作用,使青春痘病情得到控制:

(1)雌激素:能够通过减少卵巢,以及肾上腺皮质功能亢进引起的雄激素分泌过多,同时刺激肝脏的性激素结合球蛋白(SHBG)合成,降低血清中活性雄激素的含量,起到抗皮脂分泌的作用;雌激素可增加 SHBG 的合成量,减少游离睾酮量;有缩小皮脂腺的体积并抑制皮脂腺细胞内脂质合成的作用。

(2)孕激素:为 5a-还原酶抑制剂,它可以通过负反馈抑制作用,使血浆中的睾酮和二氢睾酮量降低;可以抑制皮脂腺细胞和角质形成细胞转化睾酮的能力;醋酸环丙孕酮还可以阻断性激素与其受体结合;雌激素和黄体酮还可直接作用于毛囊皮脂腺,减少皮脂分泌和抑制粉刺形成。

25 可以使用避孕药治疗青春痘吗

李霞今年31岁了,是一个3岁孩子的母亲。前几天,因为脸上突然长了许多小痘痘,就来到附近一家医院的皮肤科。医生认真询问了李霞的患病情况,并进行了认真的检查。最后,医生说李霞得了青春痘,并建议她口服避孕药物进行治疗。李霞听了感到很奇怪:避孕药也能治疗青春痘?

医生看李霞有些不解,就耐心地进行解释。医生介绍,口服避孕药是雌激素和孕激素的复方制剂。这两种物质均能够降低患者体内雄激素的含量,减少皮脂分泌和抑制粉刺形成。因此,对暂时没有生育需求的妇女,可以通过口服避孕药来治疗青春痘。

随后,医生给李霞开具了处方,为达英-35。并叮嘱李霞,要按月经周期来服用。具体方法是:从月经周期的第一天开始,每天服用1粒,连用21天。然后停药7天。再次月经结束后,重复用药21天,连用2~3个月就可见效。用药疗程需要3~4个月。

26 为什么达英-35能治疗青春痘? 有何副作用

达英-35,又称复方醋酸环丙酮,主要由醋酸环丙孕酮和炔雌醇2种物质组成,是目前常用的一种口服避孕药物。因其同时含有孕激素、雌激素2种成分,具有降低体内雄激素含量、抑制皮脂分泌的作用,因此可以用来治疗青春痘。

对于皮脂溢出特别多的患者,常规使用避孕药往往效果不好。此时,可以在口服达英-35的基础上,在月经周期的5~14天,另外服用50~100毫克醋酸环丙氯地孕酮,疗效可以明显提高。

使用达英-35来治疗青春痘,可能会出现一些不良反应。其中包括少量子宫出血、乳房胀痛、上腹部不适及面部皮肤发红、体重增加、深静脉血栓、出现黄褐斑等。

27　除了雌激素之外，还有哪些抗雄激素药物能治疗青春痘

除了雌激素之外，安体舒通和甲氰咪胍 2 种药物也具有抗雄激素的作用，能用来治疗青春痘。

安体舒通，又称螺内酯，是醛固酮类化合物。这种药物可以通过竞争性抑制二氢睾酮与皮肤靶器官的受体结合，从而影响二氢睾酮的药理效能，抑制皮脂腺的生长和皮脂分泌。同时，还可抑制 5a-还原酶，减少睾酮向二氢睾酮转换。

此药的推荐剂量为 1~2 毫克/（千克·日），疗程为 3~6 个月。此药的不良反应包括月经不调、恶心、嗜睡、疲劳、头痛和高钙血症。不推荐男性患者使用此药，因为使用后可能出现乳房发育、乳房胀痛等症状。孕妇也不准服用此药。

甲氰咪胍又称西咪替丁，有一定的抗雄激素作用。此药可通过竞争性阻断二氢睾酮与其受体的结合，从而抑制皮脂腺的分泌。但是，此药不影响血清雄激素水平，对患者自身的内分泌没有明显的不良影响。此药的推荐剂量为 200 毫克，每日 3 次，疗程 4~6 周。

28　为什么糖皮质激素可用来治疗青春痘

朋友的儿子张萌在俄罗斯的圣彼得堡留学。前一段时间，突然通过微信给我发了一组照片，原来，在他的面部、胸背部，长了许多的粉刺、脓疱，在面颊部、背部，还长了一些黄豆大结节、囊肿。在仔细询问情况后，了解到，他父亲年轻时也长青春痘，并且，现在面部、胸背部还留有许多"凹陷性瘢痕"。于是，我告诉他，患的是聚合性青春痘，是青春痘最严重的类型。

我给张萌开了处方，让他服用阿奇霉素、泼尼松、维生素 B_6 等，

同时,外用维A酸软膏。让他设法在当地买,或者让家人从国内邮寄。张萌感到很奇怪,他问我,为什么要用泼尼松?泼尼松不是一种激素药吗?听说激素药还可能加重青春痘呢!

我告诉张萌,目前糖皮质激素已被广泛应用于皮肤病的治疗,特别是口服糖皮质激素治疗暴发性青春痘或聚合性青春痘等重症青春痘,也取得了较好的效果。这主要是因为,糖皮质激素可以抑制因肾上腺皮质功能亢进所引起的雄激素分泌,另外还有抗炎及免疫抑制作用。而暴发性青春痘和聚合性青春痘的发生往往与过度的免疫反应和炎症有关,短暂使用糖皮质激素可以起到免疫抑制及抗炎作用,从而使其得到有效控制。

当然,说激素能使青春痘加重,也有道理。确实,糖皮质激素本身也能诱发青春痘。因此,对于病情较轻的青春痘患者,是不主张应用糖皮质激素的。针对像聚合性青春痘或暴发性青春痘这些严重类型,糖皮质激素也是小量、短期使用。

张萌听了恍然大悟。后来他使用了泼尼松、阿奇霉素等药物,青春痘还真有了明显好转。

29 治疗重度青春痘,如何使用糖皮质激素

对于暴发性青春痘,可采用泼尼松20～30毫克/日,口服,持续4～6周,随后2周内逐渐减量,之后再开始口服维A酸。

若聚合性青春痘或暴发性青春痘在口服维A酸治疗时出现病情加重,可选择泼尼松20～30毫克/日,持续2～3周,之后6周内逐渐减量。同时停用口服类型维A酸或减量至0.25毫克/(千克·日),然后根据病情变化增加或减少剂量。

泼尼松5毫克/日或地塞米松0.375～0.75毫克/日,每晚服用,可以抑制促肾上腺素激素清晨的高分泌,抑制肾上腺和卵巢产生雄激素,病情好转后可逐渐减量。对于在月经前加重的青春痘患者,可以在月经前10天,开始用泼尼松5毫克/日,至月经来潮为止。

30 中医治疗青春痘，主要有哪些方法

中医治疗青春痘，要分型论治，随证加减。红色丘疹性青春痘治疗宜清泻肺胃；脓疱性青春痘治疗应解毒散结；月经前加重的青春痘治疗宜调理冲任；对聚合性青春痘、愈后色素沉着或出现瘢痕者最好采用活血散瘀法。

针灸疗法：常选穴大椎、肺俞、足三里、合谷、三阴交等，平补平泻法，针刺得气后留针 30 分钟，每日 1 次，7 次为一疗程。

压豆疗法：以患者双侧耳部肺穴为主穴，配以神门、交感、内分泌、皮质下穴，埋王不留行籽，外用胶布固定，每日按摩上述穴位 3 次，每次约 10 分钟。

饮食疗法：患者最好少食高糖、高脂肪、酒、辛辣等刺激性食物，多食蔬菜如豆芽、青菜、茼蒿、冬瓜、丝瓜、苦瓜等，以及苹果、草莓等水果。常饮绿豆汤有清肺热、除湿毒的功效。多食含长纤维的食品，能保持大便通畅，对防治青春痘有良好效果。

31 为何光动力疗法能治疗青春痘

光动力疗法，是通过特定波长的光，激活痤疮丙酸杆菌代谢产生的卟啉类物质，通过光毒性反应、诱导细胞死亡以及刺激巨噬细胞释放细胞因子、促进皮损自愈来达到治疗青春痘的目的。目前临床上主要使用的有单纯蓝光（415 纳米）、蓝光与红光（630 纳米）联合疗法以及红光＋5 -氨基酮戊酸（ALA）疗法等，治疗各种类型的青春痘。治疗方案为，每周 1～2 次，蓝光为 48 焦/厘米^2，红光为 126 焦/厘米^2，治疗 4～8 次为一疗程。

在治疗过程中，可有轻微的皮肤瘙痒，部分患者还会出现轻微的脱屑。更严重的不良反应则没有发现。试验证明，光动力疗法可不同程度地抑制皮脂腺分泌、减少粉刺和炎症性皮损数量，进而促进皮损的组织修复。

32 青春痘有哪些特殊疗法

除了常用的治疗方法之外,还有一些特殊的手段,可用于解决青春痘的问题。

第一,粉刺挑除,这是目前粉刺治疗的有效方法之一,但必须同时使用药物治疗,从根本上抑制粉刺的产生和发展。

第二,对于结节和(或)囊肿青春痘,实行局部的糖皮质激素注射,有助于炎症的迅速消除。这种方法对于治疗较大的结节和囊肿,具有非常好的效果。

第三,对于体积较大的囊肿,还可以进行切开引流。这样就可以避免日后皮损部位的结缔组织增生,预防瘢痕形成。

33 怎样对青春痘进行分级治疗

青春痘的分级体现了青春痘的严重程度和皮损的性质,因此,青春痘的治疗应根据其分级选择相应的治疗药物和手段。无论是根据皮损数目进行分级的国际改良法,还是按照强调皮损性质的青春痘分级法对青春痘进行分级,其治疗方案的选择基本是相同的。当然,青春痘的治疗方案并不是一成不变的,应该根据患者的实际情况灵活掌握,充分体现个体化的治疗原则。

一级:一般采用局部治疗。如果仅有粉刺,外用维A酸类制剂是最佳的选择。一些具有角质剥脱、溶解粉刺、抑制皮脂分泌、抗菌等药物作用的护肤品也可作为辅助治疗的方法。

二级:通常采用一级青春痘的治疗方法,但对于炎症性丘疹和脓疱较多,局部治疗效果不佳者可使用口服抗生素治疗。此类青春痘也可采用联合治疗,如口服抗生素联合外用维A酸类制剂,或联合应用红蓝光、光动力疗法、果酸疗法等物理疗法。

三级:此类患者常需要采用联合治疗的方法,其中系统使用抗生素是其基础治疗方法之一,而且要保证坚持足够的疗程。最常用的联合疗法是抗生素联合外用维A酸类制剂,也可同时外用过氧化苯甲酰。对于要求避孕或有其他妇科指征的女性患者,采用激素疗法也具有很好的效果。本部分介绍的其他联合疗法也可采用,如红蓝光、光动力疗法等,但要注意四环素和异维A酸药物间的相互作用和配伍禁忌,以及光敏感的产生。效果不佳者可单独口服异维A酸治疗,也可同时外用过氧化苯甲酰。对系统应用抗生素需要3个月以上者,联合应用过氧化苯甲酰可以防止和减少耐药的产生。过氧化苯甲酰不会导致细菌耐药的产生。

四级:对于重症青春痘患者来说,口服异维A酸是最有效的治疗方法,可以用作一线治疗。对炎症性丘疹或脓疱较多的青春痘患者,首先,可选择抗生素的系统应用,联合外用过氧化苯甲酰制剂。待皮肤损害明显改善后,再改用口服异维A酸,来治疗囊肿和结节等皮损。当然,我们也可试用上述第三级青春痘的方法,以及本部分介绍的联合治疗方法。

无论哪一级青春痘,待症状改善后都应予以维持治疗,巩固疗效,防止复发。

34 什么是联合疗法? 治疗青春痘有何优势

联合治疗目前是治疗中、重度青春痘的标准疗法。抗生素和外用维A酸联合,相对于抗生素的单独应用,具有明显优势。口服抗生素和外用维A酸,可通过不同的途径和环节,产生协同作用。对于炎症性损害和粉刺,二药比单用抗生素清除皮损快。同时,外用维A酸也可以缩短抗生素的治疗时间,增加抗生素的穿透和增强毛囊细胞的更替,从而使更多的抗生素进入皮脂腺单位,并降低耐药的发生率。

另外,当需要长时间使用抗生素时,应考虑联合外用过氧化苯甲酰。过氧化苯甲酰或维A酸局部使用,与口服抗生素联合,可降低耐药的发生率。

外用维A酸与过氧苯甲酰联合外用时,可以每日1种或2种药物早、晚交替使用。

35 使用维 A 酸治疗青春痘为什么要进行维持治疗

在针对青春痘,采用维 A 酸和抗生素系统治疗之后,急性期青春痘症状明显改善(改善率 90%),此时,应尽可能考虑维持治疗以防止复发。因为目前所有针对青春痘的治疗方法都仅仅是控制病情,而不是治愈。

并且,微粉刺是所有青春痘的早期病理过程,即使青春痘得到清除,微粉刺的形成过程仍然会继续。因此,持续使用维 A 酸,干预粉刺的病理过程,对于预防青春痘的复发,是非常必要的。

36 使用维 A 酸维持治疗青春痘应采用什么方案

青春痘的维持治疗,首先应选择局部使用维 A 酸,维持时间为6～12个月。当伴有炎症性损害时,可考虑联合应用过氧化苯甲酰。过氧化苯甲酰,与局部维 A 酸联合应用,可降低抗生素治疗的耐药性。

若因为各种原因,不能够使用维 A 酸进行维持治疗,也可选用壬二酸和水杨酸外用。

37 在青春痘治疗中应注意哪些问题

第一,青春痘的治疗,是综合性的治疗。由于青春痘发病原因、发病过程都很复杂,而且在疾病不同阶段的主要矛盾也有很大不同,因此治疗方法需经常调整。

第二,治疗青春痘应因人而异。皮肤科医师应该根据皮肤损害的性质、严重程度、药物作用机制,以及患者的既往治疗史、经济状况综合考虑,选择适合患者本人的治疗方案。

第三,在青春痘的治疗过程中,应当重视对患者的心理疏导和健康教育。让患者对青春痘的病程、饮食、不良反应、如何使用护肤品和化妆品等有比较充分的了解。

第四,青春痘病情复杂,病程漫长,因此,一定要坚持长期治疗的原则。如果治疗时间太短,很容易导致病情复发。

38 青春痘的中西医治疗原则是什么

青春痘是常见病、多发病。在我国医学史上,对青春痘的认识和观察已经有近千年的历史。青春痘也是中西医结合疗法的优势病种之一。

中医治疗,要以疏风清热、除湿解毒、化瘀散结为基本原则;西医治疗,则应以去除皮脂、杀菌消炎、溶解角质和调节激素水平为主。

39 如何对青春痘的一些特殊问题进行处理

青春痘是一种病程漫长、症状复杂的皮肤病。在治疗过程中,可能会出现一些特殊的问题,需要采用特殊的方法来进行处理。

第一,过度的皮脂溢出,采用抗雄激素药物治疗常常有较好疗效。

第二,对于囊肿性皮损,可以先对皮肤损害进行冲洗,随后注射糖皮质激素。

第三,对于色素沉着,采用含有色素调节剂,如沙棘油的酸奶洗脸,有较好的美白效果。

第四,对于粉刺,可以用皮试针蘸少量石炭酸刺入粉刺内 1～2 毫米,使局部形成一黑痂,7～10 天脱落,疗效满意。

另外,还应注意,青春痘的系统治疗,抗生素应首选四环素类药物;聚合性青春痘在选用异维 A 酸治疗的时候,用量一定要足;系统应用抗生素治疗青春痘时,一定要考虑耐药的问题。

青春痘的药物治疗

1 青春痘治疗的主要原则是什么

青春痘是常见病、多发病,治疗方法也很多。由于青春痘本身具有自限性,自然病程有明显波动,有时对安慰剂的反应也相当明显,因此,要客观评价疗效很不容易。

青春痘治疗的主要原则是:纠正异常的毛囊角化;抑制皮脂腺的分泌活动;减少毛囊内细菌(特别是痤疮丙酸杆菌)的数量;消除局部炎症反应。由于青春痘的表现各式各样,因此治疗方法的选择应具有针对性。

2 哪些药物可用来治疗青春痘

青春痘病因很多,发病过程也很复杂。目前,有许多药物可以从不同角度、不同途径发挥作用来治疗青春痘。其中,常用的药物包括抗皮脂分泌药物、抗生素类药物、皮质类固醇激素、维A酸类药物、维生素类药物等。

3 哪些药物能够抑制皮脂的过度分泌

皮脂腺的过度增生以及皮脂的过度分泌是青春痘发病的重要病理生理基础。因此,减少皮脂的分泌,是青春痘治疗过程中的一个重要环节。能够抑制皮脂分泌的药物包括三类:一是具有抗雄激素作用的安体舒通、西咪替丁等。二是雌激素如己烯雌酚、黄体酮等。三是口服避孕药复方炔诺酮，达英－35等。其中，复方炔诺酮的用法为，男性每日1片，连服4周，女性则要按避孕药的常规用法使用。

4 安体舒通为什么能治疗青春痘

　　表妹魏红今年33岁了，脸上长了许多小疙瘩。于是就到县医院皮肤科去诊治。医生检查后，认为魏红患的是青春痘，并给她开了安体舒通、罗红霉素等药物。魏红的父亲以前得过肾病，用过安体舒通，因此她知道安体舒通是一种利尿剂。魏红很奇怪，治疗青春痘为什么要用利尿药？于是，她就给我打了电话。在电话中，我耐心地给她做了解释。

　　安体舒通，又称螺内酯，是一种传统的利尿剂，按照专业的术语来说，属于一种常用的保钾利尿药。安体舒通在它出现后的很长一段时间，也只是用于治疗肾脏疾病。但是，在后来，医务人员发现长期服用安体舒通的男性患者，会出现乳房发育、声音变细等女性化表现。于是，就有学者对这种现象进行了认真的观察和研究。

　　他们发现，此药具有抗雄激素的作用，可以选择性地破坏睾丸及肾上腺微粒体中的细胞色素P_{450}，从而抑制性腺产生雄激素，同时，还能通过在皮肤雄激素受体处竞争性地阻滞二氢睾酮的细胞受体，以减少雄激素对皮脂腺的刺激。

　　于是，皮肤科医生就选择这种药物，来治疗因雄激素水平过高而引起的青春痘。并且，也取得了很好的效果。研究发现，对于伴有月经不调及其他内分泌失调表现的成年女性，如果患有青春痘，用安体舒通治疗，效果会更好。

　　当然，安体舒通不是万能的，它有它的局限性。安体舒通是一种保钾利尿剂，如果患者伴有肾功能不全，或高钾血症，则应禁用此药。

　　我在电话中告诉魏红，安体舒通用于治疗青春痘，在皮肤科界已经成为共识，只是其他专业的医生可能了解少一些。她尽可以放心地去使用这种药物。

5 为什么西咪替丁能治疗青春痘

很多人都知道，西咪替丁，是一种治疗胃病的药物。但是，西咪替丁也可以治疗青春痘，了解的人则不多。

西咪替丁，不仅仅是一种 H_2 受体拮抗剂，而且它还能够阻断二氢睾酮与受体的结合，抑制皮脂分泌，有拮抗雄激素的作用。可用于治疗寻常性青春痘、女性雄激素增多症。此药每片 200 毫克，成人用量为每日 800 毫克，分 4 次口服。此药的副作用包括：精细胞数降低、男性乳房女性化、中性粒细胞及血小板减少等。

也可用其他 H_2 受体拮抗剂来治疗青春痘，如雷尼替丁 0.5 克，每日 1 次，口服，疗效也不错。

6 如何应用雌激素治疗青春痘

病情严重的青春痘患者，可口服己烯雌酚，每日 0.25 毫克，于月经来潮第五天开始，连服 21 天停药，待下次月经来潮第五天，再重复上述治疗。

对月经前青春痘病情加重的患者，可在月经来潮前 10 天肌内注射黄体酮 10 毫克，来潮前 5 天再肌内注射黄体酮 5 毫克，可有较好的疗效。

7 为什么可以用口服避孕药来治疗青春痘

美国学者 Andrews 和 Domonkos 在 1951 年首次报道雌激素治疗青春痘的疗效。他们认为，刺激女性皮脂分泌的主要因素是由卵巢分泌的雄激素，而雌激素却可以抑制卵巢源性雄激素的活性。因此，他们采用雌激素疗法，在口服避孕药 3 个月后，发现皮脂的产生有显著减少，有时甚至可在原有水平基础上下降到 40%。雌二醇抑制了皮脂腺对睾酮的吸收，也抑制了睾酮转化为二氢睾酮。

口服含有黄体酮的避孕药，可能会诱发或加重女性的青春痘。但是，口服小剂量不含黄体酮的避孕药，对青春痘则有一定疗效。含有炔雌醇和诺孕酯的避孕药可用来治疗青春痘。其他药物也正在研究，而且很可能得出同样的结论。

8　如何使用避孕药物来治疗青春痘

使用避孕药物治疗青春痘，最重要的是避免对患者自身内分泌的不良影响。所以，针对女性患者，一定要按照月经周期来服用。并且，性激素制剂不宜长期使用，因为这类药物可能会引起女性月经紊乱和男性乳房发育。

具体治疗方案为：

第一，己烯雌酚1毫克，每日1次，10日为一疗程；如果为女性患者，要在月经后第五天开始使用。

第二，人绒毛膜促性腺激素500～1 000单位，每周2次肌内注射或每周1次肺俞穴封闭。

第三，黄体酮10毫克和5毫克，分别在月经来潮前10天和前5天肌内注射，对某些月经前青春痘病情加重的患者通常有效。

9　哪些抗生素类药物可治疗青春痘

有许多抗生素类药物，可用来治疗青春痘。主要包括四环素类药物，如四环素、米诺环素、多西环素等。大环内酯类药物，如红霉素、克林霉素、阿奇霉素等。另外，磺胺类药物，如磺胺异噁唑、磺胺甲噁唑、甲氧苄啶、对磺胺甲噁唑等，以及抗麻风杆菌的药物氨苯砜等也可以用来治疗青春痘，但效果稍差一些。

10　如何使用四环素来治疗青春痘

1951年，美国学者Andrews和Domonkos第一次报道，采用四环素可以治疗寻常性青春痘。研究证实,四环素可以杀灭痤疮丙酸杆菌,减少皮脂腺中脂肪酸的浓度,从而控制青春痘的炎症反应。从那时起,四环素一直是备受推崇的抗生素,因为它安全,价格低廉,效果又很好。

四环素在治疗初期的常用剂量为 250～500 毫克,每日 1～4 次,然后依据临床疗效,逐渐减量。最好是空腹服用,至少应在饭前半小时服药,这样才能有较好的吸收。否则,食物中的钙、铁与四环素结合之后,可使其吸收量减少一半。

11 采用四环素治疗青春痘,为什么需要 1 个月的时间才能见效

四环素是治疗青春痘的基础药物,据报道,单独应用四环素治疗可以使近 70％的青春痘患者获得疗效。但是,由于四环素只能阻止新的青春痘皮损出现,对已出现的皮肤损害,却无能为力。因此,四环素治疗青春痘,通常需要花 4～6 周的疗程才能见到疗效。

12 四环素治疗青春痘,可能有哪些副作用

在采用四环素治疗的青春痘患者中,大约有 50％的人可出现白色念珠菌性阴道炎或肛周瘙痒症。另一种常见的不良反应是消化道症状,例如恶心及四环素牙等。因此,四环素禁用于孕妇及 10 岁以下的儿童。

另外,Miller 等的研究报告显示,四环素很可能会降低口服避孕药的药效,因此建议有避孕需求的育龄期患者选择其他的避孕方法。另外,在患者肾功能受损时,也应避免使用四环素。

13 米诺环素是怎样一种药物? 为什么能治疗青春痘

米诺环素属于四环素类药物之一。在治疗寻常性青春痘方面,米诺环素比四环素更有效。

有学者研究发现,每日服用 100 毫克米诺环素比 500 毫克四环

素更有效。米诺环素 50 毫克,早晚服用,饭前、饭后不影响吸收及疗效。还有学者报道,用此药治疗青春痘 12 周和 24 周后,使痤疮丙酸杆菌减少的数量,要比四环素多 10 倍以上。而且,米诺环素很少发生对葡萄球菌的耐药,因此适用于对四环素耐药的患者。如果患者体内的痤疮丙酸杆菌对四环素耐药,应优先选用米诺环素来替代。

14 米诺环素应如何使用? 此药有哪些副作用

目前,米诺环素的常用剂量为 50~100 毫克,每天 1~2 次,依病情严重程度不同而定。牛奶和食物对米诺环素吸收的影响要比四环素小。服药后可能发生眩晕,因此,建议采用晚上单剂量疗法。

长期服用米诺环素,在身体的暴露部位、胫部、巩膜、甲床以及耳软骨等部位,可能会出现局限性或泛发性色素沉着。还有,这种药物可以引起狼疮样综合征、过敏反应综合征、血清病、肺炎和肝炎等严重不良反应,但这种情况很少见。

15 为什么多西环素能治疗青春痘

多西环素也属于四环素类药物之一。据国外学者报道,多西环素 50 毫克每天服用 1 次,与米诺环素 50 毫克每天服用 2 次疗效相同。

根据临床观察,多西环素可能会发生光敏反应。如果在治疗过程中,痤疮丙酸杆菌对四环素产生耐药的话,则可优先选择多西环素来替代。

16 红霉素适用于哪种类型的青春痘

红霉素也可以用来治疗青春痘。这种药物可用于不适合服用四环素类药物的青春痘患者或者孕妇。

红霉素的不良反应主要为胃肠道不适,阴道瘙痒则极少发生。此药开始时的用量为 250~500 毫克,每日 2~4 次。待症状控制后可逐渐减量。由于痤疮丙酸杆菌对红霉素的耐药性在增加,因此建议此药与过氧化苯甲酰联合应用。

17 克林霉素治疗青春痘效果如何

克林霉素,可用于炎症较重,或者对四环素耐药的青春痘患者。此药的开始用量为 0.15 克,每日 3 次。待病情控制后可逐渐减量至每日 1 次。平均疗程 3 个月。

克林霉素的副作用为可引起严重腹泻和假膜性肠炎,因此只适用于皮肤损害严重且无肠道疾病的患者。

18 磺胺类药物能治疗青春痘吗

用磺胺类药物治疗青春痘,有一定效果。可给予磺胺异噁唑或磺胺甲噁唑 2 克/日,直到取得较好的疗效。然后给予 1 克/日的维持量。

甲氧苄啶、对磺胺甲噁唑对许多其他抗生素无效的青春痘病例也有一定疗效。

19 如何评价细菌的耐药性

痤疮丙酸杆菌在青春痘的发病过程中扮演着十分重要的角色。尽管长期以来,人们认为痤疮丙酸杆菌的耐药性很少发生,但是 Leyden 等的研究表明,临床治疗无效和恶化的病例,多与红霉素和四环素对痤疮丙酸杆菌的最低抑菌浓度有密切关系。通常停用抗生素 1～2 个月,这种病菌的耐药性可消失。

这就意味着,只有在非抗生素疗法不能控制病情时,才可采用抗生素疗法。同时,在维持治疗期间,应停止使用抗生素,或者将过氧化苯甲酰与抗生素合用,要避免同时应用不同种类的抗生素来治疗青春痘。

20　在什么情况下，需选用皮质类固醇激素治疗青春痘

皮质类固醇激素仅可用于皮损炎症反应明显，且用其他抗生素无效的病例。开始每日 8 时服用泼尼松 20 毫克，待炎症明显减退后可减量至每日 5 毫克。这类药物与抗生素联合应用对严重结节和囊肿性青春痘效果不错，但疗程要短。待皮肤损害被控制后，可单独应用抗生素来维持。常用来治疗青春痘的皮质类固醇激素类药物包括：

地塞米松，每天晚上给予 0.125～0.5 毫克口服，可以抑制雄激素的过度分泌，使囊肿性青春痘症状缓解。

泼尼松，每天早晨 15～20 毫克，每日 1 次口服。连用 7～14 天。

尽管类固醇能引起类固醇性青春痘，但同时它们也是治疗重度青春痘的有效药物。对严重的囊肿性青春痘和聚合性青春痘，皮质类固醇治疗是有效的。

21　为什么用异维 A 酸治疗青春痘，不需要长期用药

为了获得尽可能长的缓解时间，患者在为期 5 个月的治疗过程中，至少应接受的剂量为 120 毫克/千克。计算所需总剂量的一个简单方法，是将体重的千克数乘以 3，其乘积等于所需的 40 毫克胶囊总数。异维 A 酸的主要优点在于，它是唯一一种不需要长期用药的治疗青春痘的药物，治疗一个疗程之后，患者就有可能获得数月或多年的缓解期。

国外学者 White 等的经验表明，停用异维 A 酸，并在 3 年内不进行任何治疗，仍有 39％的患者维持无青春痘状态，17％的患者需要另外的局部用药，25％的患者需另加口服抗生素，仅有 19％的患者需要再用异维 A 酸治疗。

22 若成年患者应用异维 A 酸不良反应很重，该怎么办

成年患者如果不能很好地耐受异维 A 酸的不良反应，建议尝试较低剂量和(或)间歇疗法。Goulden 等研究了 80 例成年青春痘患者，这些患者在 6 个月的治疗期内，每 4 周只治疗 1 周，剂量为 0.5 毫克/(千克·日)。结果有 88% 的病例治愈，39% 的病例 1 年后复发。

23 为什么育龄妇女要慎用异维 A 酸

在异维 A 酸治疗过程中，对患者的健康教育十分重要。特别是强调此药的致畸作用，对育龄妇女，必须采取避孕措施。并且，在停药后 2 年内，不应再次怀孕。

除了对胎儿的危害，异维 A 酸的其他不良反应还有高脂血症，可以通过戒烟、戒酒以及低脂饮食来控制。90% 的病例可能发生皮肤、口唇、眼干燥。80%~90% 的病例中鼻黏膜干燥可导致金黄色葡萄球菌在局部生长繁殖。皮肤脓肿、葡萄球菌性结膜炎、脓疱病、面部蜂窝织炎及毛囊炎都可能发生。

24 异维 A 酸可治疗哪种类型的青春痘

异维 A 酸，主要适用于病情较重的青春痘类型。其适应证包括：经 6 个月口服和外用抗生素治疗后，皮疹好转率低于 50% 的疗效差的青春痘、复发性青春痘、瘢痕性青春痘和导致严重心理忧虑的青春痘。另外，革兰氏阴性菌所致的毛囊炎、炎症性酒渣鼻、面部脓皮病、暴发性青春痘以及化脓性汗腺炎也都是适用指征。

许多患者在开始治疗的第一个月，青春痘可能会加重。继续口服抗生素或偶尔给予泼尼松，有助于避免这种情况。有些患者可能发生关节疼痛，只要病情不严重，就不必中断治疗。

25 维生素类药物治疗青春痘效果如何

维生素类药物治疗青春痘,具有一定疗效。常用的有 B 族维生素药物和维生素 A。

其中,B 族维生素,常用药物有:维生素 B_2 20 毫克,每日 3 次,连服 2 个月;复合维生素 B,每次 2 片,每日 3 次,口服。

维生素 A,每天 15 万国际单位,连用 4~8 周;或维生素 A 每天 15 万国际单位,联合维生素 E 每天 0.3~0.6 克,连用 4~8 周。

26 氨苯砜可用于治疗哪种类型的青春痘

氨苯砜原是治疗麻风的一种药物,用于治疗结节性、囊肿性、聚合性青春痘,具有较好效果。与抗生素联合应用,效果会更好。用法为:每日口服 100 毫克,或 100 毫克每周 3 次,连服 3 个月,以后减至每周 200 毫克。待疗效巩固后,减量至每周 100 毫克,直到痊愈。

27 为什么能用烟酸肌醇酯治疗青春痘

烟酸肌醇酯在人体内可分解为烟酸和肌醇 2 种成分。这 2 种物质均有降低血清胆固醇的作用,也能减少皮肤中的游离脂肪酸。此药的用法为:每次 0.2~0.4 克,每日 3 次服用。有报道,治疗 3 个月,20 例青春痘患者中,有 8 例基本治愈,显效 5 例,有效 3 例,平均见效时间为 14.5 天。

28 如何外用过氧化苯甲酰治疗青春痘

目前,过氧化苯甲酰有凝胶剂、霜剂、振荡剂、洗剂以及棒剂等多种剂型。常用浓度为 2.5%~10%。水基质的制剂刺激性较小。将 5% 过氧化苯甲酰和 3% 红霉素联合使用,每日 1~2 次,治疗青春痘,效果很好,副作用也小。

过氧化苯甲酰具有强效抗菌作用,可抑制痤疮丙酸杆菌,减少毛囊内的非脂化脂肪酸。一些研究显示它还有溶粉刺作用。过氧化苯甲酰与抗生素联合应用,可以减少耐药性的发生。过氧化苯甲酰可能会刺激皮肤并产生脱皮。在这种情况下,用药应减少至每天1次或隔日1次。

29　维A酸类药物外用治疗青春痘效果怎样

维A酸有溶液、霜剂或凝胶等剂型,可根据青春痘皮损形态进行选择。其浓度可用0.01%、0.025%、0.05%以及0.1%不等。通常用0.025%和0.05%浓度的维A酸霜,因为这种剂型的刺激性要比凝胶、溶液小很多。开始时,每晚应用0.05%的维A酸霜,通常要经过8～12周才能看出效果。如果局部用维A酸霜起效较慢,可改用凝胶或溶液。它可以抑制毛囊角化,是一种很好的溶解粉刺药物。

为了减少维A酸类药物对皮肤的刺激性,研究人员做了许多研究和改进。比如,将维A酸溶于微海绵和多元醇预聚物中,如阿达帕林以及他扎罗汀。

局部应用维A酸类药物对一些不易被挤出的微小粉刺特别有效。在治疗的开始阶段,它们可能产生严重的刺激反应或红斑,若发生这种情况,则应改为隔天用1次,直到皮肤可以耐受为止。

30　为什么说硫黄、间苯二酚和水杨酸是治疗青春痘的"三剑客"

硫黄、间苯二酚和水杨酸,这3种药物是传统的外用制剂,用来治疗青春痘由来已久,并且效果较好,所以被称为青春痘外用制剂中的"三剑客"。

随着各种新型药物的出现,"三剑客"的重要性有所降低。但是,因为其价格低廉,使用方便,疗效确切,在一些基层的医疗单位,应用还比较多。可以配成适当浓度的洗剂、霜和糊剂外用。在患者不适合应用维A酸以及抗生素时,可以选用这些药物。

31 烟酰胺治疗青春痘的原理是什么

烟酰胺是一种维生素类药物。用4%烟酰胺凝胶治疗中、重度青春痘,有较好的效果。

这种药物能够清除引起炎症作用的超氧阴离子自由基,抑制白细胞趋化,对青春痘有一定治疗作用。

32 何谓糖皮质激素与氯霉素的霜剂

糖皮质激素与氯霉素的霜剂,是一种混合制剂,主要由糖皮质激素和氯霉素2种成分组成。这是一种典型的"强强联合"。将其直接涂布在患者的皮损处,效果就比较好。若是用塑料(聚乙烯薄膜)封包治疗结节性、囊肿性青春痘,则效果会更好。

33 青春少女吃避孕药能治疗青春痘吗

昨天晚上,过去的同事陈姐一连打了几个电话,提出了一连串的问题让我解答。

陈姐的女儿心怡在市内的一所高中读高三,一直是一个学习用功的乖乖女。可是,有一天,陈姐在给女儿收拾房间时,突然发现,在女儿的枕头下放了一种叫达英-35的药物。陈姐知道这是一种避孕药,一个高中生吃这种药做什么?可把陈姐急坏了。当天晚上,夫妻俩就把女儿叫到面前"讯问"。心怡说,很多同学都吃这种药物,因为这种药物能治青春痘,自己脸上也有痘,因此想试试。

陈姐问我,吃避孕药,真的能治青春痘吗?

我在电话中告诉陈姐,近几年,在一些中学女学生中间的确流行着一种说法，就是吃短效避孕药，能治青春痘。这种说法是不准确的，或者说是不正确的。

短效口服避孕药通常是由人工合成的雌激素和孕激素配制而成。这种微量雌激素、孕激素能在一定程度上抑制体内雄激素的分泌，对于治疗青春痘有一定效果。但女学生本身尚处于生长发育阶段，机体内分泌处于一种逐渐完善或协调的状态。此时服用激素含量较多的药物，会人为破坏体内的激素平衡，造成自身的内分泌失控。而且，避孕药的作用原理是抑制女性排卵，正处于青春期的女性生理机能尚未发育完善，如果长期服用避孕药治痘，有可能导致月经不调，甚至可能导致不孕。

因此，对于成年女性而言，服用短效避孕药有明显效果，而且比较安全。但在青春期激素分泌不稳定，为除痘而滥用避孕药，这种做法是不可取的。

最后，我告诉陈姐，要立即让心怡停服避孕药。到周末，再带孩子来医院找我，看看再说。

34　治疗青春痘，维 A 酸软膏为什么要在晚上用

青春痘，是一种毛囊皮脂腺的慢性炎症，其发病除了与雄激素水平过高、痤疮丙酸杆菌感染有关系外，还有一个重要原因，就是毛囊皮脂腺的过度角化。

维 A 酸软膏的主要成分是维 A 酸，它可以溶解角质，诱导表皮增生，通过调节毛囊皮脂腺上皮角化过程去除角质，从而起到去除粉刺的作用。因此，可用来治疗青春痘。

维 A 酸具有光敏感的作用，如果白天涂抹于皮肤表面，面部易产生红斑、灼伤感。受日光照射后，还容易产生色素沉着。因此，这种药物不应在白天涂抹，而应该在每日晚上或睡前使用。

35　如何防治高雄激素性青春痘

高雄激素性青春痘，首先要根据临床症状和寻常性青春痘的分

级治疗原则选择合适药物,另外,还要选用一种抗雄激素药物。

抗雄激素治疗包括三个方面:抑制卵巢分泌雄激素,抑制肾上腺分泌雄激素,以及在外周对抗雄激素对皮脂腺的作用。

36 防治高雄激素性青春痘,常用的抗雄激素药物有哪些

常用的抗雄激素药物包括以下几类:

(1)复方醋酸环丙孕酮:又称达英-35,每片含醋酸环丙孕酮2毫克,炔雌醇35微克。醋酸环丙孕酮有强烈的外周抗雄激素作用。此药与炔雌醇联合应用,可明显减少皮脂分泌,抑制粉刺形成,尤其适用于伴有月经紊乱的青春痘患者。此药的用法为,在月经来潮第一天或第五天开始服用,每日1片,共21天,停1周后再服用第二疗程。根据病情可连续使用数个疗程。一般服药6~8周可使皮脂分泌减少60%~80%。

复方醋酸环丙孕酮的不良反应有:乳房胀痛、疼痛、性欲改变、恶心、呕吐,偶然可见到肝功能异常、皮疹。此药禁用于以下患者:有心、脑血管血栓病史者,严重肝肾功能障碍者、妊娠和哺乳期妇女,男性和儿童。避免与利福平、卡马西平、苯巴比妥、扑米酮等药物同时服用。

(2)螺内酯:螺内酯能够阻止雄激素与受体结合,抑制性腺和肾上腺产生雄激素及抑制5a-还原酶,因此具有抗雄激素的作用。成年妇女因卵巢或肾上腺疾病,引起雄激素产生过多,由此引起的青春痘病情十分顽固。在这种情况下,可选用螺内酯。初始剂量为每日25~30毫克,逐渐增加至每日50~100毫克。

螺内酯的不良反应较轻,少数患者有胃痉挛、腹泻、头痛、月经失调、乳房压痛、性欲下降、嗜睡及皮疹等。长期使用会使女性多毛。禁用于妊娠和哺乳期妇女。螺内酯不适合与以下药物同时使用:其他类型保钾利尿剂、三环类抗抑郁药、非甾体抗炎药、糖皮质激素、抗精神病药及他克莫司等。

(3)糖皮质激素:可选用泼尼松5~10毫克或地塞米松0.375~0.75毫克,每晚1次口服,可抑制促肾上腺皮质激素的高分泌,从而

抑制肾上腺和卵巢产生雄激素,对女性高雄激素性青春痘及严重青春痘有效。曾有学者对月经前加重性的青春痘患者,在月经来潮前10天开始每日服用泼尼松5毫克,至月经来潮为止,有效率为100%。笔者认为小剂量泼尼松即有抗雄激素作用,且不良反应少。

(4)其他抗雄激素药物:西咪替丁能与二氢睾酮竞争雄激素受体,并能阻止雄激素受体转运至细胞核内,具有弱的抗雄激素作用。常用剂量为0.2克,每日3次。丹参酮具有弱的抗雄激素作用和温和的雌激素作用,安全性好。

37 针对聚合性青春痘应如何进行局部处理

聚合性青春痘的局部处理对疾病治疗是十分重要的。对于粉刺、丘疹、脓疱、炎症性结节,可选用5%～10%过氧化苯甲酰凝胶、1%克林霉素凝胶和1%利福平软膏等外用。

对于脓肿和囊肿性皮损,可先抽出脓液,然后向囊内注入曲安舒松-A 50毫克、庆大霉素16万单位。或者将曲安舒松-A、α-糜蛋白酶(冻干粉用2毫升注射用水稀释)、2%利多卡因按1:2:2比例,视脓肿和囊肿大小注入囊腔内。

38 系统治疗聚合性青春痘可选哪些药物

聚合性青春痘是一种皮损广泛、病情严重的疾病,系统用药对其病程转归有重要影响。

第一,我们可根据药敏试验,选择敏感的抗生素口服。如果没有条件做药敏试验,可直接选用以下药物:四环素,每日4次,同时加用甲氧苄啶及替硝唑,每日均为2次。病情严重者可改用利福平,每天早晨空腹服用。炎症严重者,除了应用抗生素外,也可加用泼尼松,每天早晨口服1次。

第二,可用异维A酸,每日2～3次口服,通常需连续应用5个月以上。对异维A酸有禁忌者,可选用丹参酮,每日3次。对无妊娠需求的女性,可改用复方醋酸环丙孕酮。

第三,也可选用氨苯砜,常用方法为每日 100 毫克,分早晚两次口服;或每次 100 毫克,每周 3 次,口服。连用 3 个月,减为每周 200 毫克,口服。待疗效巩固以后,每周 100 毫克维持治疗至痊愈。此药与抗生素及异维 A 酸联合应用,效果较好。

39 暴发性青春痘应如何进行治疗

暴发性青春痘的治疗,首选糖皮质激素类药物,对皮肤损害、发热、关节疼痛和骨病变均有良好疗效。比如泼尼松,初始剂量以泼尼松 0.5～1 毫克/(千克・日)为宜,症状控制后再逐渐减量,至少用药 2～4 个月。对病情复发者可继续使用前药。如疗效不佳,可联合应用硫唑嘌呤 50 毫克,每日 2 次,并将皮质类固醇减量。

另外,非甾体类抗炎剂,对暴发性青春痘的发热、关节和肌肉疼痛及骨病变有较好效果,可联合应用。如消炎痛(吲哚美辛)25 毫克,每日 2 次,口服。

以上方法,与口服异维 A 酸联合使用,治疗暴发性青春痘,效果较好。

对于大脓肿,可以考虑切开,排出其内容物。皮损内注射皮质类固醇,也能帮助消除皮肤损害。

暴发性青春痘痊愈后,有时会在皮肤局部留下色素沉着或者浅表性瘢痕。但此病的预后多数比较好。

40 为什么对反常性青春痘,要强调早期诊断、早期治疗

对于反常性青春痘,目前还没有一个统一的治疗方法和标准方案。因此,要早期明确诊断和治疗,才有助于有效地控制病情,阻止病情的发展,减少囊肿、脓肿和窦道的形成。

41 对反常性青春痘如何进行局部治疗

由于反常性青春痘,皮肤损害往往十分严重,常常导致瘢痕形

成,给患者的仪容仪表造成不可挽回的破坏。因此,必须及时进行局部处理,控制病情。

首先,可根据细菌培养和药敏试验结果,选用敏感的抗生素外用制剂,如利福平软膏、夫西地酸软膏、莫匹罗星软膏及克林霉素凝胶等。有人认为局部应用抗生素,与其用于急性期皮损,不如用于急性期损害之后,以预防新皮损的发生。

由于反常性青春痘,皮肤损害的位置较深,外用药物很难发挥作用,因此,在细菌培养阴性时,可选择局部注射治疗,将药物直接注入小的结节和囊肿中。可选用复方倍他米松(内含丙二酸倍他米松 5 毫克,倍他米松磷酸二钠 2 毫克)1 毫升,加 2% 利多卡因 2 毫升,或曲安奈德-A 混悬液 5 毫升,其中加入青霉素 80 万单位及 1.0 克链霉素。其他敏感的、可用于肌内注射的抗生素也可以使用。

42 系统治疗反常性青春痘,可选哪些药物

系统治疗反常性青春痘,可选用以下药物:

(1)抗生素:这种病对抗生素的治疗反应不是太好。但是,对急性期炎症反应明显的皮肤损害,应用抗生素则能明显减少脓性分泌物的排出,缓解疼痛症状。具体可选择以下药物:耐青霉素类,如氟氯西林、邻氯西林、双氯西林等。克林霉素、利福平治疗本病疗效较好,可以选用。甲硝唑、替硝唑或奥硝唑对厌氧菌有较好的疗效,可与上述药物联合应用。

(2)糖皮质激素:早期皮损炎症反应明显时,在使用敏感抗生素的同时,可口服泼尼松 20～30 毫克/日,1～2 周,有助于炎症的消退和组织的恢复。

(3)维 A 酸类药物:早期应用维 A 酸类药物,可抑制毛囊角化,减轻毛囊闭锁,减少皮脂分泌,并具有局部抗炎作用。这些都有助于遏制病情的发展。可选用异维 A 酸 10 毫克,每日 2～3 次。有报道,阿维 A 和阿维 A 酯的疗效优于异维 A 酸,常用剂量:阿维 A 酯 0.25～1 毫克/(千克·日),阿维 A 25～50 毫克/日。

(4)性激素和避孕药:文献报道,对抗生素、维 A 酸类药物疗效不

佳的患者,改用非那雄胺、醋酸环丙孕酮有效。用法是:口服非那雄胺5毫克/日,或醋酸环丙孕酮100毫克/日,加炔雌醇50微克/日,病情得到控制后,减量并维持治疗一段时间。

(5)其他药物:氨苯砜治疗反常性青春痘有效,特别适合用于有生育要求的育龄妇女。在多次细菌培养阴性时,可与糖皮质激素及非甾体类抗炎剂合用,如泼尼松20～30毫克/日,吲哚美辛50～75毫克/日,氨苯砜100毫克/日。

国外学者Kobayashi报道,口服硫酸锌对反常性青春痘是有效的,用法是135毫克,每日3次。待皮肤损害停止扩大,萎缩变平后用同样剂量,每日1～2次维持。笔者认为,硫酸锌是通过对免疫反应的调节来发挥抗炎作用的。

近来,有学者报道TNF-a的拮抗剂、英利昔单抗和依那西普治疗反常性青春痘疗效满意。由于治疗病例较少,其疗效和安全性尚待进一步验证。

43 针对反常性青春痘,有哪些外科治疗手段

反常性青春痘,皮肤损害主要表现为结节、囊肿、脓肿、窦道和瘢痕,对这些表现,药物治疗常常难以奏效,需要用外科的方法进行处理。针对反常性青春痘,目前有四种手术方法可以选择,包括:针对囊肿、脓肿的切开、引流,用苯酚烧灼窦道内壁;外置伤口换药;病灶局部原位切除;根治性切除加皮瓣移植。

其中,最后一种方法治疗效果最好,复发率比较低。

44 如何防治职业性青春痘

职业性青春痘的病因常比较明确,因此,及时进行防治,对于疾病控制十分重要。防治职业性青春痘,首先,应立即停止对致病的化学物质的接触。同时,局部可使用维A酸类药物。

曾经有学者报道,有多例恶性肿瘤患者在接受放疗之后,在照射部位出现青春痘样皮损。针对这些皮损,使用维A酸局部治疗,也有

较好的疗效。

45　化妆品青春痘该如何防治

患了化妆品青春痘,首先,应停用一切化妆品。其次,要消除面部所残留的化妆品,保持清洁卫生。最后,按消炎、抗菌和角质溶解等原则进行对症处理。

为预防化妆品青春痘的发生,应注意以下问题:

第一,要加强对化妆品生产经营的卫生监督,确保化妆品卫生质量。

第二,油性皮肤者、对化妆品有不良反应的易感人群,应慎重使用各类化妆品。

第三,要强化化妆品使用者的自我保护意识,正确选择和使用化妆品。

46　坏死性粟粒性青春痘应如何防治

坏死性粟粒性青春痘,发病过程比较漫长,多呈慢性发病。即使治愈后,也还容易复发。此病的发生多与葡萄球菌感染有关,局部或全身使用抗生素有较好效果。

治疗此类青春痘,应根据细菌培养和药敏试验来选择抗生素。如果细菌培养是阴性,则应选用四环素类药物。有学者认为,口服多塞平等药物,对于防止患者搔抓皮损很有帮助。

局部治疗可选用:5％～10％过氧化苯甲酰凝胶,1％克林霉素凝胶,1％利福平软膏,2％莫匹罗星软膏,2％夫西地酸软膏,1％替硝唑凝胶等。

青春痘的中医疗法

1　祖国医学对青春痘是如何认识的

祖国医学很早就有关于青春痘的记载。在《素问·生气通天论》中曾有记载，"汗出见湿，乃生痤疿"，"劳汗当风，寒薄为皶，郁乃痤"，分析了青春痘的发病原因。在《诸病源候论·面皰候》中记载："面皰者，谓面上有风热气生皰，头如米大，亦如谷大，白色者是也。"指的就是青春痘。在《外科正宗·肺风粉刺酒齄鼻》一书中，也提到青春痘："肺风、粉刺、酒齄鼻三名同种，粉刺属肺，酒齄鼻属脾，总皆血热郁滞不散。"（酒齄鼻即酒渣鼻）在《外科启玄》一书则认为，青春痘是"肺气不清，受风而生，或冷水洗面，热血凝结而成"。

而在《医宗金鉴》一书中，则详细描述了青春痘的表现，说"此证由肺经血热而成。每发于面鼻，起碎疙瘩，形如黍屑，色赤肿痛，破出白粉汁，日久皆成白屑，形如黍屑"。

另外，中医也有称本病为"粉疵"、"面疱"或"酒刺"的。

2　按照中医理论，青春痘是如何发生的

中医认为，青春痘发病的内因主要为肺胃蕴热，肝郁血瘀，外因为外感风毒热邪。内外合邪，上蒸颜面，即可引起青春痘。近年来，在肺热、风热、血热、湿热等发病理论的基础上，部分医家先后提出冲任不调、肾阴不足、血瘀痰结等观点，进一步丰富、完善了对青春痘发病机制的认识。具体可包括以下原因：

肺经风热证，多因肺有宿热，复感风邪，遂使肺热不得外泄引起。

脾胃蕴热证，多由饮食不懂节制，过食肥甘之物，使肠胃燥结，中焦积热，郁于面部皮肤而致。

肝郁血瘀证，多见于女性，皮疹反复发作，常在月经前病情明显加重。

热毒炽盛证，多由肺胃蕴热上炎，复感外界毒邪，热毒相结，蕴于面部皮肤，导致青春痘发作。

痰瘀互结证，多由素体蕴湿，郁于肌肤，复感外界毒邪，导致湿毒凝聚，阻滞经络，气血不和而成。其证除丘疹、脓疱外，常以结节、囊肿为主，皮肤表面有较多油脂。

气血瘀滞证，多因情志不宣，气行不畅，导致血液凝滞而成。其证除皮疹之外，往往有月经不调、腹痛胸闷等表现。

3 根据中医理论，青春痘可分为哪些证型

根据患者的皮损表现，舌苔及脉象，各家对青春痘进行分型，存在一些差异。大致可分为以下 6 种证型：

肺经风热证：表现为颜面粉刺，红色丘疹，或有小脓疱，轻度痒痛，伴口渴喜饮，大便偏干，小便黄；舌红，苔薄黄，脉滑。

脾胃蕴热证：表现为颜面、胸背部皮肤油腻，大量粉刺及炎症性丘疹，其间有脓疱、结节、囊肿，皮疹红肿疼痛；伴有口苦口干、大便秘结、小便黄；舌红，苔黄腻，脉滑数。

肝郁血瘀证：多见于女性，皮损表现为粉刺、暗红色丘疹、结节、囊肿、小脓疱及瘢痕，皮疹常于月经期前后加重；伴情绪郁闷，口苦咽干，月经不调或经前乳房胀痛；舌暗红，边尖见瘀点，苔薄白，脉弦细或涩。

热毒炽盛证：皮肤损害以丘疹、脓疱为主，周围潮红，自觉局部疼痛，脓疱破溃或吸收后可遗留暂时性色素沉着或凹陷性小瘢痕，舌苔黄燥，脉数。

痰瘀互结证：皮肤损害以结节、囊肿为主，结节呈坚硬暗红色，自觉疼痛，也可在深部聚集融合，呈青紫色，也可形成囊肿，内含黏稠分

泌物,压之有波动感,痊愈之后常形成瘢痕疙瘩,舌质紫暗,脉弦滑。

气血瘀滞证:表现为颜面等部位皮疹经年不退,色红或暗红;月经来潮时皮疹加重,经后减轻;平素有月经不调症状,经行时带血块,伴有腹痛。男性患者面色晦暗或紫红,舌质暗红或有瘀斑,脉沉细涩。

4 如何对青春痘进行辨证施治

根据中医理论,青春痘主要可分为肺经风热证、脾胃蕴热证、肝郁血瘀证、热毒炽盛证、痰瘀互结证、气血瘀滞证等多种证型。

其中,肺经风热证,以清泻肺经风热为治疗原则。可选用枇杷清肺饮或黄芩清肺饮加减。方用枇杷叶9克,黄芩9克,桑白皮9克,栀子9克,黄柏9克,知母9克,甘草3克,生地黄15克,连翘15克。一日1剂,水煎分早晚2次服。伴口渴喜饮者,加炒知母、生石膏、天花粉;大便秘结者,加大黄;脓疱多者,合用五味消毒饮;皮肤油腻者,加茵陈、山楂。

脾胃蕴热证,以清热除湿解毒为治疗原则。可采用茵陈蒿汤加减。方用茵陈、栀子、大黄等。脓疱多者,加白花蛇舌草、野菊花、白芷;舌苔厚腻者,加生山楂、炒苍术;口干喜饮者,加炒知母、生石膏;结节、囊肿重者,加浙贝母、丹参、皂角刺。

肝郁血瘀证,以疏肝解郁、活血化瘀为治疗原则。可采用丹栀逍遥散合桃红四物汤加减。方用当归、熟地黄、白芍、川芎、桃仁、红花、丹参、栀子、柴胡、白术、茯苓、甘草、生姜、薄荷等,水煎,每日1剂,分2次服。月经前加重或月经不调者,加益母草、香附;乳房胀痛者,加川楝子、橘核;伴囊肿、结节或瘢痕者,加浙贝母、三棱、莪术。

热毒炽盛证,以清热解毒为治疗原则。可选用三花汤加减。方用金银花30克,紫花地丁30克,野菊花15克,黄芩9克,知母9克,白芷9克,赤芍9克,牛蒡子9克,连翘9克,生甘草9克。水煎,每日1剂,分2次服。

痰瘀互结证,以除湿化痰、活血散结为治疗原则。可选用二陈汤合血府逐瘀汤加减。方用当归、生地黄、桃仁、红花、枳壳、柴胡、甘草、桔梗、川芎、牛膝、陈皮、半夏等。水煎,每日 1 剂,分 2 次服。伴有月经不调者,加益母草、香附、丹参;伴有囊肿或脓肿者,加浙贝母、穿山甲、皂角刺;伴有结节、囊肿、瘢痕、窦道经久难愈者,加三棱、莪术、海藻、蜈蚣。

气血瘀滞证,以凉血清肺、化瘀理气为治疗原则。可采用凉血清肺饮加减。方用生地黄、牡丹皮、赤芍、黄芩、知母、生石膏、桑白皮、枇杷叶、甘草、益母草、泽兰、香附子等。或用桃红四物汤加桑白皮、枇杷叶、黄芩。

5 外用治疗青春痘,常用的中药制剂有哪些

对青春痘有效的外用中药制剂有很多。常用的有:颠倒散,适用于皮脂溢出多、炎症明显者,可将此药调涂患处,每晚 1 次,或外用姜黄消痤擦剂,每日 2～3 次。脓肿、囊肿、结节重者,可用金黄膏、龙珠软膏外用,每日 2 次。马齿苋,制成溶液,可用于湿敷、熏洗、涂擦等,也可鲜品直接外用。三黄擦剂,由黄连、黄芩、黄柏,水煎,制成搽剂,直接涂擦患处。另外,可选用黄连、大黄、姜黄、丹参、虎杖、芦荟、苦参、鱼腥草、白及、白芷、僵蚕、茯苓等,单用或组方均可。或者,可选芦荟、马齿苋、姜黄、金银花、野菊花、枇杷叶、苦参、龙胆草、牡丹皮、大青叶、地肤子、蒲公英、菟丝子、丹参等,单用或组方均可。

6 如何用针灸疗法治疗青春痘

针灸疗法,被广泛用于皮肤科,治疗多种皮肤病。针对青春痘,可使用针法、灸法、耳穴、穴位注射、挑治、放血、埋药等。可采用一种方法,或与其他方法联合使用。常用穴位:体穴有足三里、曲池、合谷、迎香、印堂、三阴交、血海、肺俞、胃俞、大椎、委中、夹脊等;耳穴有内分泌、肾上腺、皮质下、神门、肺、肾、脾、大肠等。

7 治疗青春痘，常用中成药有哪些

有许多中成药，治疗青春痘具有较好效果。包括防风通圣丸、归参丸、丹参酮、大黄䗪虫丸、栀子金花丸、连翘败毒丸、丹参片等。

其中，丹参酮，为丹参根的乙醚提取物，有抗雄激素、抑制皮脂腺活性、减少皮脂分泌及抗痤疮丙酸杆菌作用。对脓疱、丘疹和结节等炎症效果好，用法为每次 4 片，每日 3 次，总疗程为 6 周。

大黄䗪虫丸，每次 1 丸，每日服 2 次。散结灵，每次 6 克，每日服 2 次。栀子金花丸，每次 6 克，每日服 2 次。连翘败毒丸，每次 6 克，每日服 2 次。丹参片，能活血化瘀，通经消肿，用于治疗寻常性青春痘。

8 治疗青春痘常用验方有哪些

青春痘是一种常见的、病情复杂的疾病。治疗青春痘，有许多的方法可以选择。其中，一些民间验方效果就不错。

小豆消疮方：赤小豆 20 克，细辛 6 克，麻黄 3 克，金银花 10 克，泽泻 8 克，茯苓 15 克，车前子 8 克，神曲 15 克，红花 3 克，甘草 6 克。煎汤代茶，一日 1 剂，同时用药液清洗患部，早、晚各 1 次。此方适用于青春痘。

枇杷桑皮汤：枇杷叶 9 克，桑白皮 9 克，苦参 9 克，赤芍 12 克，牡丹皮 10 克，菊花 9 克，生甘草 9 克。水煎服，一日 1 剂。大便干燥者，可酌加酒制大黄 6～10 克；结节性囊肿可酌情加贝母 10 克，凌霄花 6 克。

白芍细辛汤：白芍 3 克，细辛 3 克，通草 2 克，桃仁 3 克，加大枣 2 枚掰开。每日早 7 时和下午 4 时开水泡服，8 剂为一疗程。

夏枯草汤：枇杷叶、夏枯草、桑白皮各 15 克，金银花、连翘、黄芩各 10 克，海浮石 50 克，生甘草 7 克。一日 1 剂，水煎 2 次，早晚 2 次分服。

丹参方：丹参 100 克，研为细粉，每天 3 次，每次 3 克内服。一般

2周后即可好转，6～8周青春痘的皮肤损害开始减少。以后可逐渐减量至每次3克，每日1次维持。

银花消痤汤：金银花、黄芩、赤芍、牡丹皮、白芷、桃仁、莪术各15克，黄连、桑白皮、白鲜皮、苍术、川芎、薄荷各12克，生地黄、紫花地丁各25克，蒺藜10克，茯苓20克。一日1剂，水煎服。10剂为一疗程，一般用药3～4个疗程。

黄连槐花汤：枇杷叶、桑白皮、栀子、黄连、赤芍、生槐花、金银花、当归、甘草各适量，一日1剂，水煎分早晚2次服。

牛角地黄汤：水牛角丝30克，生地黄15克，白芍20克，牡丹皮10克，紫草10克，红藤20克，玄参20克，当归6克，白鲜皮30克，丝瓜络10克，钩藤15克，甘草6克。一日1剂，水煎分3次服用。也可用来擦洗面部。

赤芍丹皮汤：赤芍12克，牡丹皮10克，枇杷叶9克，生甘草9克，桑白皮9克，菊花9克，苦参9克。将上述药物加水浸泡，然后煎煮至沸腾，滤出，服用。一日1剂。

败酱消痤汤：穿心莲、薏苡仁、败酱草各30克。一日1剂，水煎分早晚2次服。可清热解毒，治疗青春痘。

马齿苋鱼腥草汤：丝瓜200克，马齿苋、鱼腥草各30克。丝瓜洗净，连皮切成菱形片。马齿苋、鱼腥草分别洗净切碎，加水500毫升，煮熟。分1～2次服。适用于青春痘、湿热疮疖。

使君子方：香油、使君子适量。使君子去壳，取出种仁，放入铁锅内文火炒至微有香味，晾凉，放入香油内浸泡1～2天。每晚睡前吃使君子仁3个（成人量），7天为一疗程。能健脾胃，润燥，消积，杀虫。可治青春痘、酒渣鼻。

丹地汤：具有凉血活血，通腑攻下的功效。用丹参30～60克，生地黄、甘草、土大黄各30克，川大黄3～15克。水煎服。湿热盛者加藿香、佩兰各9克，薏苡仁30克，茯苓15克；热重者加槐花、牡丹皮各9克；瘙痒剧烈者加地肤子、白鲜皮各30克，苦参9克；脓疱重者加鱼腥草30克，大青叶50克，七叶一枝花、蒲公英各15克；瘢痕明显者加马勃15克，当归25克，牡蛎25克，皂角刺10克，野菊花15克；血瘀加白芷、藁本、防风各6克。主治寻常性青春痘。

痤疮灵方:具有清热凉血的功效。用生地黄 30 克,玄参、连翘、地肤子、天花粉各 12 克,麦冬、菊花各 15 克,甘草 9 克。水煎服。

新枇杷清肺饮:具有清肺胃积热的功效。用枇杷叶、桑白皮、黄柏各 9 克,黄连、甘草、人参各 6 克,水煎服。皮疹呈结节形、色赤、疼痛、口渴、尿红、便干、舌红、苔黄腻者去人参,加生石膏、大黄、紫草、槐花;皮疹色深暗、口渴、舌绛者去人参,加红花、水蛭、皂角刺、王不留行;皮疹溃烂流水、腹胀厌食,苔白者去人参,加薏苡仁、苦参、土茯苓;皮疹多为囊肿者,头晕、厌食、舌质红绛,脉弦滑者,去人参、甘草,加三棱、莪术、昆布、海藻。

凉血消疮饮:具有清热凉血祛风的功效。方用桑叶 10 克,牡丹皮、生地黄、黄芩、菊花、甘草各 15 克,生石膏 40 克。大便秘结者加大黄;皮疹色红加紫草;结节、囊肿加皂角刺、莪术、灵磁石;继发感染者加板蓝根、忍冬藤;丘疹多者加忍冬藤、紫草。可治各种类型青春痘。

痤疮丸:一方:荆芥、薄荷各 50 克,防风、川芎、黄芩、连翘、白芷、桔梗各 125 克,山栀子、苦参各 100 克,枳实、甘草各 75 克。以上 12 味用 1:19 的比例加入炼蜜制成蜜丸,每丸 10 克,每日 2 次吞服,二方:升麻、桔梗各 150 克,白芷、黄芩、红花、连翘、浙贝母各 225 克,黄芪 75 克,生地黄、海藻、苦参各 300 克,牡蛎 375 克。以上 12 味用 1:14 的比例加入炼蜜制成蜜丸,每丸 10 克,每日 2 次吞服。以治黑头粉刺、丘疹及脓疱型为主,也可用于结节性、囊肿性青春痘。

清热去痘汤:具有清热解毒、泻火通便的功效。用金银花 30 克,连翘、黄芩、川芎、当归各 12 克,桔梗、牛膝各 9 克,野菊花 15 克,水煎服。大便干结首剂加大黄 30 克;头晕、目痛加龙胆草 12 克;胸胁疼痛加柴胡 9 克;小便黄加白茅根 30 克;气虚加党参 30 克。

粉刺汤:具有清热解毒、祛湿散结的功效。方用丹参、牡丹皮、条芩、野菊花、土贝母、白花蛇舌草、桑白皮、牛蒡子、生槐花各 10 克,土茯苓、蒺藜、金银花各 15 克,水煎服。大便秘结加大黄;伴囊肿、结节加龙胆草、海藻、生黄芪;伴皮脂溢出者加生薏苡仁、生枳壳、生山楂。

龙胆草方:具有清热解毒、燥湿之功效,主治青春痘并发较重感染。方用龙胆草、苦参各 12 克,当归、黄芩各 9 克,薏苡仁、威灵仙、白头翁、苦参、牡丹皮各 30 克,赤芍、大黄、菊花各 18 克,生地黄 24 克,水煎服。

清上防风汤:防风 6 克,荆芥、山栀子、黄连、薄荷、枳实各 3 克,连翘、白芷、桔梗各 4.8 克,川芎、黄芩各 4.3 克,甘草 1.5 克,用 540 毫升水煎至 360 毫升,一日内分 3 次服用。

土龙茶:土茯苓、龙胆草、白头翁各 1 把,用 720~810 毫升水煎至 540 毫升,代茶饮。

痤疮汤:黄芩、黄连、黄柏、苦参、土茯苓、桑白皮、枇杷叶、生地黄、赤芍、牡丹皮、连翘、菊花、甘草,一日 1 剂,水煎分早晚 2 次服。颜面皮损重或有脓疱者,加白芷、桔梗;以项背皮损为主,或兼口渴者,加葛根;皮疹呈肿硬结节者,加夏枯草、山甲珠、皂角刺、桃仁、土鳖虫;皮疹以囊肿为主者,加瓜蒌、浙贝母、玄参、牡蛎。

痤疮煎剂:蝉蜕、皂角刺、苍耳子、枇杷叶、当归各 12 克,黄芩 21 克,桔梗、甘草各 10 克,生地黄 30 克,蒺藜、玄参、赤芍、地肤子、苦参各 15 克,每日 1 剂,水煎,分早晚 2 次服。丘疹性青春痘色赤有痛感,加连翘 15 克,丹参 30 克;皮疹色黄白伴有瘙痒,搔破流黄水者,加土茯苓、薏苡仁各 30 克,白鲜皮 15 克;脓疱性青春痘,加败酱草、金银花各 30 克,蒲公英、紫花地丁各 18 克,炙乳香、炙没药各 9 克;结节性青春痘,加蜈蚣 2 条,三棱、莪术各 9 克,半枝莲 15 克;囊肿性青春痘,加金银花 30 克,白菊 18 克,炮穿山甲、防风各 10 克,漏芦 12 克,七叶一枝花 15 克;大便秘结加芦荟 3 克或川大黄 8 克;体弱者酌情增服保元汤。

麻杏汤:麻黄、杏仁、防风各 15 克,生石膏、苍术、薏苡仁各 50 克,甘草 10 克。隔日 1 剂,水煎早晚服。

枇杷饮:枇杷叶、炒荆芥各 10 克,黄芩 7 克,桑白皮、当归尾、侧柏叶各 12 克,赤芍、白花蛇舌草各 15 克,甘草 6 克。一日 1 剂,水煎服。阴虚有热加炒黄柏 10 克,生地黄 30 克,玄参 12 克;便秘加生大黄、芒硝各 10 克,生石膏 30 克;热重者加金银花、连翘各 15 克,蒲公英 30 克;白粉多汁加皂角刺、苦参各 12 克,土茯苓 30 克。

痤愈汤:荆芥、防风、黄芩、白芷、桔梗、浮萍、牡丹皮、皂角刺各 10 克,何首乌、苦参、土茯苓各 20 克。有脓疱或囊肿者加金银花 20 克,连翘 15 克;有瘢痕者加丹参 30 克。

桑地去痘汤:桑白皮、地骨皮、黄芩、牡丹皮、泽泻、生山楂各 12 克,野菊花、白花蛇舌草、夏枯草各 30 克,生地黄 18 克,红花 9 克。囊肿性加昆布,瘙痒者加荆芥、防风,大便秘结者加生大黄。以中药常规服法,一日 3 次,饭后服。

9 治疗青春痘有哪些外治的验方

治疗青春痘,局部使用的中药验方也有很多。如:

贝母消痤方:浙贝母、白附子、菊花、防风、白芷、滑石各 15 克,皂角刺 10 克。将前 6 味药研为细末,皂角刺蒸熟去筋膜,同药混合捣为丸,早晚擦面。此方祛风清热,适用于青春痘、雀斑。

胡萝卜汁:取胡萝卜 1 000 克,洗净压汁,8 枚桃树叶,煎水 400 毫升,加入胡萝卜汁内。用此法洗脸,每日 3 次,一日 1 剂,坚持 3 天,青春痘即可消除。

永久花方:永久花开花时,采摘 1 把鲜花备用。晚上临睡前先以温水洗脸,取永久花数枚,双手揉搓至出水,在患部反复涂擦,擦到无水时为止,然后上床睡觉,翌日早晨洗脸,同法连用 3 天,1 周后青春痘的皮肤损害可自然消失。

银杏仁方:银杏仁适量,切成片,每晚睡前用温水洗净患部(不可用香皂、肥皂),取银杏仁片反复擦患部,边擦边削去用过的部分。每次用 1～2 粒,一般 7～10 次即可见效。

五仙战痘煎剂:鲜樱桃枝叶、鲜桃树枝叶各 50 克,鲜槐树枝叶、鲜柳树枝叶各 40 克,鲜猪苦胆 2～3 个。将各种枝叶切碎,加水煎沸,加入猪苦胆汁,熏洗患部。每日 2～3 次,每剂用猪苦胆 1 个。

蛇床子煎剂:蛇床子、地肤子、白鲜皮、明矾各 60 克。加水浓煎,趁热擦洗患处,每次擦洗 30 分钟,每日 1～3 次,连用 10 天,1 剂药可用 6 天。

马齿苋煎剂:鲜马齿苋 30 克(干品减半),苍术、露蜂房、白芷各 9 克,细辛 6 克,蛇床子 10 克,苦参、陈皮各 15 克,加水煎沸取汁,趁热洗患处,每日 3～5 次,连洗数日可愈。

当归地丁方：丹参、紫花地丁、当归、白芷、半夏各30克。加水煎开15～20分钟取汁备用。脸部先用温盐水（1%）洗净，用针将黑白粉刺挑破挤净，用手搓脸部有热感，再用药汁热气熏脸，然后将2条新毛巾浸入药液，待温度降到皮肤可适应时，捞出毛巾拧半干敷脸，每次30分钟，每日2次。1剂药夏天用2～3天，冬天用4～5天。

蛇胆霜：蝮蛇胆汁0.5毫升，加冷霜或普通雪花膏500克，混合均匀即成蛇胆霜。每日早晚用温热水洗脸后，均匀涂搽皮损处。

四黄擦剂：枯矾10克，硫黄、大黄各5克，黄连、黄柏各3克。冷开水100毫升浸泡1昼夜。每晚睡前将药液摇匀，涂于患部。

绿豆方：绿豆100克，研极细粉，加入温开水适量，制成绿豆霜（呈糊状），洁净瓶装，备用。每晚临睡前，先将脸部洗净擦干，然后涂擦绿豆霜适量，并以双手食、中、无名指指腹轻柔涂抹，持续10～20分钟。1～2周，即可见效。

枸杞方：将新鲜枸杞子打碎，用果浆涂面部。每天1～2次，7～10天，青春痘可明显好转。

黄柏治痘方：鲜黄柏叶250克，明矾3克，鸡蛋2枚。黄柏叶捣碎，明矾研细末，和鸡蛋清调在一起，涂抹面部青春痘处，每天3～5次。

白芷芦荟膏：白芷10克，芦荟10克，白凡士林100克，醋10毫升。先将白芷水煎2次，浓缩取汁10毫升，加醋和白凡士林，再将芦荟研成细粉，加入拌匀即可。用时先用温水洗净患处，再涂药，一般1～2周即可痊愈。

丝瓜藤水：丝瓜藤生长旺盛时期，在离地1米处将茎剪断，把根部剪断部分插入瓶中（勿着瓶底），以胶布护住瓶口，放置一昼夜，藤茎中有清汁滴出，即可得丝瓜藤水。擦患处，具有清热、润肤作用。

皂角刺方：皂角刺（即皂荚的嫩棘刺）30克，米醋120克。用醋煎煮皂角刺，改用文火煎浓稠为度。取汁涂患处。能解毒排脓，用治脓疱性青春痘。

玉肌散：绿豆半升，滑石、白附子、白芷各3钱。共研细末，每次用3匙，早晚洗面时，汤调洗患处。可治青春痘、酒渣鼻等。

二白散：白石脂、苦杏仁、白蔹各30克，共研细末调匀，用鸡蛋清调敷患处。可祛湿散风化瘀,主治青春痘(肺风粉刺)、酒渣鼻。

硫冰散:硫黄、轻粉各 3 克,冰片、水银各 1.5 克,大枫子、胡桃仁各 9 克。捣烂,布包,随时擦用。

硼砂水:将硼砂末半茶匙放入茶杯后倒入热水制成。早晨用水洗面,后用脱脂棉蘸药水涂皮损处,再用干毛巾擦净。每日坚持 5～6 次,可消除粉刺,也可使皮肤变嫩。

轻粉、黄芩、白芷、白附子、防风各 50 克,共末,蜜调涂面,一日 2 次。

10　哪些茶方能治疗青春痘

在我国民间,有一种特殊的疾病疗法,叫"茶疗"。很多茶具有美容养颜之疗效,可以用来解决青春痘及相关问题。主要包括:

金银甘草茶:具有清热降火、生津润燥的功效。选用金银花 30 克,甘草 5 克,清水适量。首先,将金银花、甘草和清水放入锅中。然后,经小火熬制后,去渣取药汁当茶饮。此方可以当茶饮,特别是夏天时,每天都要坚持饮用。

菊花薰衣茶:具有清热降火、安抚情绪的功效。选用菊花 10 克,蒲公英 10 克,薰衣草 2 克,清水适量。首先,将菊花、蒲公英、薰衣草放入 600 毫升清水中,大火煮至沸腾。随后取汁去渣即可饮用。此方可当茶饮,特别适合在夏天饮用。

夏枯草消痘茶:具有散节消肿、清热生津的功效。选用夏枯草 10 克,天花粉 10 克,清水适量。首先将夏枯草、天花粉一起放入 600 毫升清水中,大火煮至沸腾,随后取汁去渣即可饮用。适合在夏季当茶饮用。

消肿解毒茶:具有清热解毒、消肿化脓的功效。选用白芷 7 克,川芎 3.5 克,蒲公英 10 克。将药材一起放入保温杯中,加入 1 000 毫升的热水冲泡,浸泡约 10 分钟后即可饮用。适用于颜面潮红、粉刺红肿疼痛或有脓疱的青春痘患者。注意肠胃功能较弱、易腹痛者不宜使用。

厚枳除胀茶:具有除胀通便的功效。选用厚朴 7 克,枳实 7 克,当归3.5克。首先,将所有材料入锅中,加水1 000毫升。随后,大火煮沸,转小火续煮15分钟,过滤即可。适用于皮肤表面有丘疹、结节、囊肿,小便黄、大便干结的青春痘患者。

参芎活血饮:具有活血化瘀的功效。选用川芎3.5克,白芷7克,丹参10克。先将所有药材加水1 000毫升大火煮沸,随后转小火炖煮20分钟,待凉即可服用。适用于面唇灰暗、痘瘢明显、暗疮经年不退的青春痘患者。注意,女性月经量多者,于月经来潮期间不宜服用。

当归润肤饮:具有养肝补血、滋养津液的功效。选用当归、麦冬各10克,川芎3.5克。首先,将当归、川芎、麦冬捣碎,加水1 000毫升,大火煮沸,随后,转小火续煮15分钟,过滤即可。适用于颜面干燥、丘疹表面皮肤粗糙脱屑的青春痘患者。

柴胡疏肝茶:具有疏肝解郁的功效。选用薄荷7克,柴胡、菊花各10克。首先,将药材以食物处理机打碎,用滤纸袋包好。随后,用1 000毫升,沸水冲泡,浸泡约10分钟即可。适用于情绪不佳及月经紊乱导致的青春痘严重者。

安神美容茶:具有养血安神的功效。选用酸枣仁、浮小麦各5克。首先,将酸枣仁以小火炒到微黄后拿出捣碎,随后与浮小麦加水1 000毫升,大火煮沸,转小火续煮15分钟。适用于因失眠导致青春痘严重的患者。

11 哪些中药治疗青春痘,效果会比较好

研究证实,对痤疮丙酸杆菌中度敏感的中药有黄芩、大青叶、金银花、紫花地丁、虎耳草等。对痤疮丙酸杆菌高度敏感的中药有丹参、虎杖、黄连、黄柏、黄荆叶、肉桂等。使用这些中药治疗青春痘,效果会比较好。

12 芦荟胶能治疗青春痘吗

目前,在一些时尚人士眼里,芦荟胶似乎是一种万能药,可以美

容,可以医治创伤,可以抗过敏,也可以治疗青春痘。

据资料显示,芦荟胶含有丰富的维生素、矿物质、黏多糖、氨基酸等多种有效成分,能有效舒缓各种皮肤不适,长期使用能收敛皮肤、保湿,并可迅速被皮肤吸收,具有良好的湿润、软化及平滑作用。

但是,芦荟胶作为一种天然物质,并没有确切证据证明其可以治疗青春痘,而且还有可能引起过敏反应。因此,使用时一定要谨慎。

13 蜂胶外用治疗青春痘效果怎样

蜂胶具有免疫调节功能,能增强人体的免疫力,所以服用蜂胶对人体是很好的。从美容的角度讲,服用蜂胶能消除炎症,促进受损组织再生,调节内分泌,改善血液循环状态,在全面改善体质的基础上,更可分解色斑、减少皱纹。此外,蜂胶是公认的自然抗氧化剂,能清除自由基,保护细胞膜,增强细胞活力。

但是,蜂胶作为一种营养品,一般只用来口服,外用去痘的效果没有任何根据。蜂胶中含有少量的激素,有可能刺激肌肤,使青春痘恶化。另外,还有可能引起皮肤的过敏反应。因此,不建议采用蜂胶产品外用治疗青春痘。

青春痘的物理疗法

1 治疗青春痘，可选择哪些物理疗法

青春痘，在医学上又称痤疮，是青春期常见的皮肤病。青春痘的治疗方法有很多种，对于不能耐受药物或不愿接受药物治疗的患者，可选择物理疗法。目前，常用于治疗青春痘的物理疗法包括红蓝光、光动力疗法、激光治疗、微波和果酸疗法等。

2 为什么红蓝光能治疗青春痘

红蓝光是近年来开发的一种治疗青春痘的新技术。其中，蓝光（415 纳米）可作用于痤疮丙酸杆菌产生的内源性卟啉，卟啉受到蓝光照射后可被激活。随后激活的卟啉及相关物质会损伤细菌的细胞膜，从而导致细菌死亡。另外，蓝光还可以通过抑制某些物质的流入，改变痤疮丙酸杆菌菌体内的 pH，从而达到灭菌抗炎的目的。

红光（630 纳米）可以显著减少与青春痘有关的红斑反应，刺激纤维细胞增生，促进损伤组织的修复。红光可通过调整基质金属蛋白酶，促进胶原组织再生，从而改善肤质，减少瘢痕的形成。红光还可以通过光热效应对青春痘的皮肤损害发挥抗炎作用。

3 红蓝光疗法治疗青春痘有何优势

红蓝光疗法治疗青春痘的显著特点：

第一,见效快,疗程短,无副作用。

第二,整个面部治疗可以一次性完成,治疗结束患者即可离去。

第三,LED窄谱蓝光或红光对患者和医护人员非常安全。

第四,LED光源输出强度稳定,治疗剂量准确,光源寿命长。

第五,光源本身不发出热量,不含紫外线,很少产生色素沉着。

红蓝光的主要不良反应有疼痛、结痂、红斑和色素沉着。

红蓝光治疗的具体方法为,采用红蓝光交替照射治疗青春痘,每周2次,每次20分钟,连用4周,同时外用克林霉素乙醇溶液,有效率可达80%以上。

4 什么是光动力疗法(PDT)

光动力疗法,是红蓝光照射配合使用光敏剂的一种新疗法。

5-氨基酮戊酸是一种特殊的药物。它能够被上皮细胞和毛囊皮脂腺所吸收,并通过血红素合成途径转换为内源性光敏剂原卟啉。原卟啉既能够积聚于上皮细胞内,也可以存在于毛囊皮脂腺结构内。

当适宜波长的光进行照射时,不仅可以激活痤疮丙酸杆菌自身产生的内源性卟啉,还能同时活化外源性5-氨基酮戊酸所转换的原卟啉,从而选择性杀伤痤疮丙酸杆菌,抑制皮脂腺分泌和破坏毛囊皮脂腺结构而改善青春痘。

治疗方案为:每周1~2次,蓝光能量为48焦/厘米^2,红光为126焦/厘米^2,治疗4~8次为一疗程。治疗过程中有轻微的瘙痒,治疗后部分患者出现轻微脱屑,未发现其他明显的副作用。

5 哪些类型的激光可以治疗青春痘

多种类型的激光,可用于青春痘的治疗。其中包括强脉冲光、1450纳米激光、脉冲染料激光和点阵激光等,都能有效控制或缓解青春痘病情。

其中,强脉冲光是在低能量密度下,采用连续的强脉冲光子,进行的非剥脱方式的嫩肤疗法。强脉冲光的光源为高功率氙灯,经滤过器筛选出连续波长的光(530～1 200纳米)用于治疗。

强脉冲光通过光热治疗作用,可以激活卟啉释放出单态氧离子,后者能将痤疮丙酸杆菌杀死。另外,光热作用可促进炎症组织的吸收、消退,明显改善皮肤炎症,从而对青春痘发挥治疗作用。

1 450纳米激光,属于一种半导体激光。这种激光能改善照射部位组织的微循环,增进细胞膜的通透性,激活酶的活性和氧代谢,从而促进组织新陈代谢,并刺激上皮细胞增殖,恢复细胞功能,为囊肿、结节的愈合提供能量和物质基础。此外,它的生物刺激还可促进炎症的吸收,有明显抗菌作用。

6 为什么点阵激光可以治疗青春痘

点阵激光,是最近两年美国最新最热,也是全球皮肤界最受关注的最新皮肤美容技术。点阵激光是采用激光在皮肤上平均地打上微细的小孔,继而引起一连串的皮肤生化反应,从而达到紧肤、嫩肤以及去除瘢痕的效果。由于点阵激光治疗只会覆盖部分皮肤组织,新打上的小孔又不会互相重叠,所以部分正常皮肤得到保留,加快复原。患者可以在4～5天后恢复正常生活。

点阵激光治疗本身较为安全,而且可以治疗身体的任何部位,是治疗青春痘萎缩性瘢痕和其他浅表性瘢痕的有效手段。

7 如何用微波来治疗青春痘

微波治疗是通过热效应和生物效应来治疗疾病的一种方法。微波,就是通过极性分子间存在的磁阻对振荡产生阻滞作用,消耗微波能量而产生热能,从而达到治病之目的。

针对青春痘,可采用微波单针辐射器治疗。具体方法是,将单针辐射器,与皮肤表面垂直,插入囊肿结节,时间1～2秒,形成深度2～3厘米的圆形孔道。然后用粉刺针将脂栓、脓液、坏死组织等挤出。该治疗能去除增厚及角化的皮肤损害,使病变组织及病变微生物被凝固坏死,随后脱落。打孔后脓疱、结节、囊肿得以充分引流,使深部的脂栓、脓液及坏死组织充分去除,具有较好的杀菌作用。同时,也可为药物进入病灶深部提供一个良好的通道。

8 电凝疗法治疗青春痘效果如何

电凝疗法治疗青春痘效果较好。具体方法为,采用微电凝器,将脓疱、结节、囊肿最薄处烧灼,皮肤被烧开一小圆孔,于此孔内用小刮勺刮取皮损内脓细胞、细菌残体、皮脂及角化物等,然后用盐水、庆大霉素、曲安奈德各 1 毫升混合稀释液,对残腔进行冲洗,随后压迫止血。据临床观察,治疗青春痘有效率可达 92% 以上。

电凝疗法的作用机制为:首先是切开引流,有助于青春痘内容物的排出。其次为杀灭病菌,破坏皮脂腺细胞。另外,微电凝在皮损内加热,温热效应扩散到皮脂腺周边组织,可促进病变组织炎症的吸收消退。

9 红外线照射对青春痘有效吗

红外线照射,主要是利用中波红外线辐射对人体产生的热效应和非热生物学效应,以及近红外光对人体的光化学作用,来治疗疾病。红外线照射具有消炎止痛、改善微循环、提高免疫力、促进组织新陈代谢等作用。

据徐红霞报道,首先采用红外线对皮损部位照射 30 分钟。随后行针刺清创,配合庆大霉素冲洗创面。接着,敷中药面膜,再照射 30 分钟。最后,外敷积雪苷制剂。结果发现,红外线照射可加速囊肿、结节性青春痘的软化、成熟,加快炎症消散,清创后能加速创面愈合。

10 电离可以治疗青春痘吗

用电离子治疗机针式电极代替暗疮针,在面部每个炎症性丘疹或脓疱中央或最薄弱部位垂直刺入,深度 2～3 毫米,停留 1～2 秒拔出,形成一小孔,使病灶深部的脓液及坏死组织能充分引流,并为药物进入病灶深部提供一个良好的通道。

另外，由于针式电极在与组织接触瞬间产生近 3 000℃高温，病变组织及致病微生物被瞬间气化或炭化，这将极大地促进皮损的愈合，并降低复发的可能性。

11 冷冻疗法治疗青春痘效果如何

冷冻疗法，是利用低温破坏增生的皮损组织，减轻局部的炎症反应，从而对青春痘发挥治疗作用。

以喷射法为主，喷口距皮肤损害 0.5～1 厘米，非炎症性丘疹 1～2 秒，炎症性丘疹 2～3 秒，结节囊肿 3～5 秒，均以治疗后不起疱为度，每周 1 次。适用于结节性或囊肿性青春痘。

12 为什么液氮冷冻能治疗青春痘

液氮冷冻是皮肤科一种常规的物理疗法，低温作用于病变组织，使病变组织坏死、脱落及诱发生物效应，以达到治疗目的。

第一，使病变组织受到低温作用，其中所含水分结冰，形成冰晶，引起细胞机械性损伤；同时，由于组织中水分结冰，使细胞脱水，电解质的浓度增高，导致细胞发生中毒而死亡。

第二，冷冻使血管痉挛，血流立即减慢，微血栓形成，造成组织细胞出现缺血性梗死坏死。液氮冷冻治疗青春痘，使患处皮脂腺的血循环出现障碍，血流减慢，使得表皮细胞出现缺血性梗死坏死，角质层细胞脱落，从而达到治疗作用。

第三，细胞膜的主要成分脂质-蛋白复合物发生变性，致使细胞破裂，引起细胞死亡，从而杀灭糠秕孢子菌，破坏皮脂腺，使得皮脂腺分泌功能下降。另外，真皮中的水分和皮脂腺内的细胞膜通过冷冻效应，引起皮脂腺治疗性损伤，皮脂腺的新陈代谢受到抑制，皮脂分泌减少，皮脂溢出也就会明显减轻。

第四，冷冻不仅能增强细胞的免疫功能，而且能增强体液免疫功能。液氮冷冻疗效好，价格低廉，易购置，使用安全方便。

综上所述，用液氮冷冻治疗青春痘，可使病变组织发生缺血缺氧和脱水，局部低温使组织细胞发生温度性休克，引起细胞死亡，抑制皮脂腺的新陈代谢，使皮脂腺分泌的皮脂减少。如果联合抗炎、抗过敏，以及抗菌的外用药，能够起到协同作用，治疗青春痘也将会有一个不错的效果。

13 高压氧可以治疗青春痘吗？ 紫外线照射和射频治疗对青春痘有效吗

研究表明，高压氧可以增加血氧含量、氧弥散距离和提高血氧张力，克服毛囊及周围组织的缺氧状态，改善有氧代谢。另外，高氧分压还可以促使毛囊及炎症组织中的细菌发生代谢障碍，达到抑制或杀菌的作用。因此，高压氧可以用来治疗青春痘。

另外，紫外线（红斑）照射及射频治疗，用于治疗结节性或囊肿性青春痘，效果较好。

14 采用物理疗法治疗青春痘，具有哪些优势

目前，青春痘的外治法多种多样，均有一定的疗效。物理疗法是一种发展快速的治疗方法，操作简单，疗效确切，而且不会增加细菌的耐药性，已逐渐成为治疗青春痘的常用方法。物理疗法具有简便易行、副作用少、无创、安全性相对较高的特点。它对不同类型青春痘患者的治疗效果和安全性，还需要进行更多的、更长时间的临床研究。

15 什么叫红蓝光

红蓝光，指的是由光学发生器 LED 输出的窄谱 415 纳米的蓝光和 630 纳米的红光。作用于毛囊皮脂腺内的痤疮丙酸杆菌，可以使痤疮丙酸杆菌菌体内的光敏剂卟啉被 415 纳米的蓝光或 630 纳米的红光激活，产生光毒性环境，迅速杀灭痤疮丙酸杆菌，将皮肤上的青春痘清除。

16 在进行红蓝光治疗时，应先照红光还是蓝光

在炎症较重的时候，一般来说照红光更好些，红光的消炎能力好于蓝光，而在恢复期，则照蓝光好一些，蓝光有促进组织修复的作用，更适合于恢复期。

17 红蓝光治疗多长时间为一疗程呢

采用红蓝光照射治疗青春痘，一般来说 3～5 次为一疗程，照过 2～3 次后红色会明显变淡，囊肿也会有所缩小，如果皮肤对光的敏感度强，吸收光较充分，也许用不了一疗程就会收到较好的治疗效果。

18 红蓝光治疗期间，青春痘患者应该注意哪些问题

青春痘患者在接受红蓝光治疗期间，应注意以下问题：

第一，要保证充足的睡眠，做到早睡早起。

第二，饮食要清淡，禁忌喝碳酸饮料，多吃些有利于减少皮脂腺分泌和促进愈合的水果，如苹果、梨、西红柿、黄瓜等。但是，橘子、荔枝等含糖多的水果要少吃。

第三，要保持面部清洁，用温开水洗脸，每次照光前清洁皮肤，使光能被更好地吸收。

第四，不滥用药品和化妆品，特别是不能用粉剂或油性的化妆品。

第五，要注意劳逸结合，保持心情舒畅。

第六，要保持良好的生活习惯，预防便秘及月经不调等情况发生。

19 皮肤磨削术可以治疗青春痘瘢痕吗

皮肤磨削术，是一种传统的瘢痕治疗方法。这种手术，可用于消

除青春痘引起的萎缩性瘢痕。但是,在治疗过程中,因为出血较多,而且恢复慢,有时可能留下炎症后色素沉着。因此,目前已经较少使用。

20 哪些激光能治疗青春痘瘢痕

目前,可以采用多种类型的激光来清除青春痘的瘢痕。

第一是点阵激光。点阵激光是近年来在国际美容界和皮肤科界兴起的一种新型技术。它通过一种特殊的图像发生器,将激光束分隔成更加纤细的三角形、菱形、方形光束,作用于皮损部位,可以刺激成纤维细胞增生,促使萎缩性瘢痕复原。这种方法治疗青春痘瘢痕,创伤小,副作用小,恢复快。

第二是高能脉冲 CO_2 激光和脉冲铒激光,适合治疗较深的皮肤凹陷,并且,可依据皮肤凹洞深浅来做磨皮手术。只要 2～3 次就可有较好的效果。因激光磨皮伤口较大,需配合术后的保养,以避免色素沉着的发生。并且,脉冲激光也可以刺激成纤维细胞增生,导致真皮层增厚,使皮肤凹陷得到复原。

第三是一种高强度染料激光,能快速杀灭痤疮丙酸杆菌,有效抑制细菌繁殖。从而消除其对组织的刺激与破坏作用,同时使扩张的毛细血管迅速萎缩,充血与红肿的炎症快速消退。因为阻断了青春痘对组织的进一步破坏,可促使青春痘创面及早康复,避免日后瘢痕的形成。

青春痘的饮食疗法

. . . . ▬▬▬ . . . . . .

1 为什么青春痘患者要进行饮食治疗

青春痘是一种多发病,病因复杂、表现多样,而且病程漫长。青春痘的发生、发展又与饮食及体内新陈代谢有着密切关系。因此,饮食的调理在青春痘的治疗过程中占有重要位置。

2 青春痘常见的食疗粥方有哪些

在以药物治疗为主的基础之上,如果能够辅以食疗方法,对于青春痘预防及病情控制,具有重要价值。

海带双仁粥:选用薏苡仁、枸杞子、桃仁各 15 克,海带、甜杏仁各 10 克,绿豆 20 克,粳米 80 克。将桃仁、甜杏仁用纱布包扎好,水煎取汁,加入薏苡仁、海带末、枸杞子、绿豆、粳米一同煮粥。每日 2 次,具有清热解毒、清火消炎、活血化瘀、养阴润肤的功效。

枸杞消炎粥:选用枸杞子 30 克,白鸽肉、粳米各 100 克,细盐、味精、香油各适量。首先洗净白鸽肉,剁成肉泥。随后,洗净枸杞子和粳米,放入砂锅中,加入鸽肉泥及适量水,用文火煨粥。粥成时加入细盐、味精、香油,拌匀即可。每日 1 剂,分 2 次食用,5～8 剂为 1 个疗程,具有脱毒排邪、养阴润肤的功效。

海藻薏苡仁粥:选用海藻、海带、甜杏仁各 9 克,薏苡仁 30 克。将海藻、海带、甜杏仁加水适量煎煮,弃渣取汁,再与薏苡仁煮粥食用。每日 1 次,21 天为 1 个疗程,具有活血化瘀、消炎软坚之功效。

山楂桃仁粥：选用山楂、桃仁各 9 克，荷叶半张，粳米 60 克。先将前三味煮汤，去渣之后加入粳米煮成粥。每日 1 剂，连用 30 日。适用于痰瘀凝聚者所引起的青春痘。

银杏粳米粥：选用银杏 30 克，粳米 100 克，白糖 20 克。将银杏去壳，去心，洗净，粳米淘洗干净。随后将银杏、粳米同放锅里，加清水，置大火上烧沸，然后用小火煮 30 分钟，加入白糖就可以。每日 1 次。具有生津、止渴、清热之功能。

菊花枇杷粥：选用菊花 6 克，枇杷叶 10 克，生石膏 20 克，粳米 100 克，白糖 20 克。将菊花洗干净，枇杷叶刷去背面毛茸，洗干净，生石膏捣碎。接着将菊花、生石膏、枇杷叶放进纱布袋内扎紧口，粳米淘洗干净。随后，将药包、粳米一同放锅里，加适量的水，置大火上烧沸，然后用小火煮 30 分钟。除掉药包，加入白糖搅匀即可。每日 1 次，具有清热、解毒、消肿的功能。

山楂荷叶粥：选用山楂 15 克，荷叶 10 克，粳米 100 克，白糖 30 克。把山楂洗干净切成片，荷叶洗干净，粳米淘洗干净。随后将粳米、荷叶、山楂一同放锅内，加适量的水，置大火上烧沸。然后用小火煮 30 分钟，除掉荷叶，加入白糖搅匀即可。每日 1 次。可清热解毒，化积软坚，对结节性青春痘有较好疗效。

枇杷粳米粥：选用干枇杷叶 10 克（新鲜的 30 克），粳米 100 克，适量冰糖。将枇杷叶洗干净后用纱布包好入锅，加适量的清水煎煮后取汁。随后，将枇杷叶汁与粳米一起入锅煮粥，米熟后加入冰糖即可。每日 1 剂，连用 7～10 日。该方具有宣肺散结的作用，特别适合用于结节性、囊肿性青春痘。

牡蛎粳米粥：选用牡蛎壳 30 克，粳米 100 克，适量白糖。首先，将牡蛎壳洗干净，打碎后入锅，加适量的清水煎煮取汁。随后，将此牡蛎壳汁和粳米一起入锅煮粥，米熟后加入白糖即可。每日 1 剂，连用 7～10 日。该方具有软坚散结的作用，特别适合用于结节性、囊肿性青春痘。

石膏莲子粥：选择石膏 30 克，莲子 20 克，枇杷叶、菊花各 10 克，粳米 50 克。首先将枇杷叶、菊花、石膏一起用纱布包好，然后与粳米、莲子一起入锅，加适量的清水煮粥，米熟后捞出来药包即可。每日 1 剂，连用 7～10 日。该方具有清热泻肺、解毒散结的作用，适合用于脓疱性、结节性青春痘。

二皮石膏山药粥：选用桑白皮、地骨皮各 15 克，石膏 30 克，山药 10 克，粳米 50 克。首先，将桑白皮、地骨皮、石膏与山药一起入锅，加适量清水煎煮后取汁。再将此药汁与粳米同煮，米熟即可。每日 1 剂，分 2 次食用，连用 7～10 日。该方具有清泻肺胃、解毒散结的作用，适用于脓疱性、结节性青春痘。

黑豆桃仁苏木粥：选用黑豆 100 克，益母草 30 克，桃仁 10 克，苏木 15 克，粳米 100 克，适量红糖。首先，将苏木、桃仁、益母草用水煎煮 30 分钟，取药液 500 毫升，再将黑豆、粳米加药液和适量水，煮至黑豆粥烂熟，加红糖即可食用。

3 常用的青春痘汤羹方有哪些

绿豆薏苡仁汤：选用绿豆、薏苡仁各 25 克，山楂 10 克。首先，将上述食材洗干净，加清水 500 毫升。浸泡半小时后煮开，沸几分钟后即停火。不要揭盖，闷一刻钟就可以，当茶饮。每日 3～5 次，适用于油性皮肤的青春痘患者。

薏苡仁天葵汤：选用薏苡仁 30 克，紫背天葵 15 克。首先将紫背天葵洗干净后用纱布包好，然后与薏苡仁一起入锅，加适量清水熬汤。待薏苡仁熟后去掉药包即可。每日 1 剂，连用 7～10 日。有清热利湿、解毒散结的作用，适用于脓疱性青春痘。

丝瓜瘦肉汤：选用丝瓜 250 克，扁豆花 10 克，瘦猪肉 150 克，精盐、味精等调味品各适量。首先，将丝瓜洗干净，切块，把瘦猪肉洗干净，切成片。随后把丝瓜块和猪肉片一起入锅，加适量的清水熬汤。待猪肉熟后，向锅里加入扁豆花和精盐、味精等调味品，再煮 10 分钟即可。一日 1 剂，连用 7～10 日。该方具有清热利湿、解毒作用，适用于炎症明显的青春痘。

黄豆芽汤：将黄豆芽洗干净，加适量的水，首先用大火煮沸，随后用小火煮 30 分钟，连汤食用。

山楂薏苡仁汤：选用山楂 30 克，薏苡仁 50 克，适量白糖。首先将山楂洗干净入锅,加适量清水煎煮后取汁。随后,将山楂汁和薏苡仁一起入锅熬汤,待薏苡仁熟后加入白糖即可。一日 1 剂,连用 1 个月。可利湿清热、祛脂化瘀,适用于皮脂分泌旺盛的青春痘患者。

果菜绿豆饮:选用小白菜、芹菜、苦瓜、柿子椒、柠檬、苹果、绿豆各适量。首先将绿豆煮 30 分钟,滤汁备用。随后,将小白菜、芹菜、苦瓜、柿子椒、苹果分别洗干净,切段或切块,榨汁。最后,调入绿豆汁、柠檬汁,加蜂蜜调味后即可饮用。每日 1～2 次,具有清热解毒、杀菌作用。

二仁散结汤:选用薏苡仁 30 克,杏仁、海带、海藻各 10 克,蒲公英 15 克。首先将杏仁、海带、海藻、蒲公英一起入锅,加适量清水,煎煮后取汁。随后将此药汁和薏苡仁一起入锅,将薏苡仁熬熟即可。每日 2 剂,连用 7～10 日。该方具有清热解毒、消肿散结作用,适用于炎症明显的青春痘。

海带绿豆汤:选用海带、绿豆各 15 克,甜杏仁 9 克,玫瑰花 6 克,红糖适量。首先将玫瑰花用布包好,与各药同煮后,去玫瑰花,加红糖食用。每日 1 剂,连用 30 日。

雪梨芹菜汁:选用芹菜 100 克,西红柿 1 个,雪梨 150 克,柠檬半个。洗净后同放入榨汁机中榨汁。每日 1 次,饮用。此方具有清热、润肤作用。

香蕉荷叶山楂汤:选用香蕉 2 根,山楂 30 克,荷叶 1 张。首先,将荷叶剪成小块,山楂洗净,香蕉切段。随后,加水 500 毫升,煎至300 毫升,分 2 次食香蕉喝汤。

马齿苋丝瓜汤:选用丝瓜 200 克,马齿苋、鱼腥草各 30 克。先将丝瓜洗净,连皮切成菱形片。随后,将马齿苋、鱼腥草分别洗净切碎,加水 500 毫升,煮熟。分 1～2 次服。

胡萝卜芹菜汁:选用胡萝卜(中等大小)1 个,芹菜 150 克,洋葱 1个,洗净后放入榨汁机中榨汁,饮用,每日 1 次。能清热解毒、祛火。主要用于炎症明显的青春痘。

果菜防痤汁:选取苦瓜、黄瓜、芹菜、梨、橙、菠萝各适量。首先,将苦瓜去籽,菠萝去皮,切块;随后,将黄瓜、芹菜、梨、橙、苦瓜及菠萝同榨汁,调入蜂蜜饮服。每日 1～2 次。具有清热解毒、杀菌的功效。

适用于防治青春痘。

4 适用于青春痘患者的药膳有哪些

适用于青春痘患者的药膳有很多。常见的有：

醋姜木瓜：选取陈醋 100 毫升，木瓜 60 克，生姜 9 克。首先，将以上 3 味共放入砂锅中煎煮。待醋煮干时，取出木瓜、生姜食之。每日 1 剂，早晚两次吃完。连用 7 日。对脾胃痰湿所致的青春痘有效。

大蒜白及煮鲤鱼：选用乌鲤鱼（250 克左右）1 条，大蒜 3 头，白及 15 克。首先，将乌鲤鱼去鳞、鳃及肠杂。随后，与大蒜、白及一同煮汤，鱼肉熟后即可食用。吃鱼喝汤，每日 1 剂，连服数天。可解毒消肿、止血生肌，适用于青春痘患者。

黄芪肉桂鸡：选用母鸡 1 只，黄芪 30 克，肉桂 5 克，党参 15 克。首先将母鸡洗净去毛、脏杂。随后，将药物放入鸡腹内，按常法煮烂。适于治疗阳气虚弱的青春痘患者。

5 青春痘患者适宜哪些食物

第一，青春痘患者应多吃水果和蔬菜，如：苹果、梨、西红柿、西瓜、黄瓜、丝瓜、冬瓜、苦瓜、菠菜、胡萝卜、包心菜、四季豆、绿豆芽、西芹等。但要注意，像荔枝、橘子、榴梿等高糖的水果应该少吃。蔬菜最好以余烫、生吃、凉拌、水煮为主，尽量避免以油热炒的方式。

第二，要多吃含锌丰富的食物，如牡蛎、动物肝脏、瘦肉、奶类、蛋类等，其中以牡蛎等海产品中含锌元素较多。

第三，要多吃含维生素 B_6 丰富的食物，主要有动物肝脏、肾、蛋黄、奶类、干酵母、谷麦胚芽、鱼类和蔬菜（胡萝卜、菠菜）等。

第四，要多吃含维生素 A 丰富的食物，如金针菜、韭菜、胡萝卜、菠菜、牛奶等。

第五，要多吃含维生素 B_2 丰富的食物，主要有奶类、蛋类和绿叶蔬菜等。

最后，还要注意多吃清凉性食物，包括猪瘦肉、蘑菇、银耳、黑木耳、芹菜、苦瓜、黄瓜、冬瓜、茭白、绿豆芽、黄豆及其制品、莲藕、西瓜、梨等。

6 青春痘患者应忌口的食物有哪些

青春痘患者应尽量避免进食以下食物：

第一为辛辣之物。这类食品性热，进食后容易上火，青春痘患者本属内热，进食这类食品无疑是火上浇油。如烟、酒、浓茶、咖啡、辣椒、姜、葱、蒜、韭菜等。

第二是高脂类食物。高脂类食物能产生大量热能，使内热加重。因此，必须忌食如猪油、奶油、肥肉、猪脑、猪肝、猪肾等食物。

第三为腥发之物。腥发之物常可引起机体过敏而导致疾病加重。因此，尽量不要食用海产品，如海鳗、海虾、海蟹、带鱼等，以及羊肉、狗肉等大热之品。

第四为补益之品。补药大多为热性之品，进补之后会使人新陈代谢加快，内热加重，更易诱发青春痘。

另外，还要注意少吃高糖食物。进食高糖食品，会使机体新陈代谢旺盛，皮脂腺分泌增多，从而使青春痘加重。同时，摄入过量的糖还可能在体内转化为脂肪。因此青春痘患者应忌食高糖食物，如白糖、冰糖、红糖、葡萄糖、巧克力、冰淇淋等。

7 青春痘患者出现大便干结应怎么办

青春痘患者，如果出现大便干结，可选用芹菜 500 克，如常法炒菜，每日 3 次，食用，连食 10~14 天，具有清热通便作用。

若青春痘患者出现小便黄的表现，则可选用生薏苡仁 100 克，绿豆 25 克，加水 3 碗。首先用大火烧开，再用小火烧至粥状，加适量白糖服用。每日 1 次，连服 7 天，具有清热利湿的功效。

如果青春痘初起伴颜面潮红，可以草莓 1 碗，洗净后食用，每日 1 碗，连食 7 天，具有疏风、清热、健脾的功效。

青春痘的美容疗法

1 为什么治疗青春痘要用美容疗法

青春痘,多发于青少年,是一种常见病、多发病,病因复杂,表现多样,而且病程漫长。青春痘的皮肤损害主要发生在面部,严重的青春痘,会对患者的容貌和仪表造成极大的损害。因此,采用美容疗法来改善青春痘的不良影响、重塑形象是非常必要的。

2 何谓面膜倒模术? 为什么可用来治疗青春痘

面膜倒模术起源于国外,结合中医理论指导,集按摩、药物、理疗为一体,是一种综合性的面部美容法。它不仅具有延缓衰老、调理肌肤等面部保健作用,而且可用来治疗某些皮肤病,如青春痘、脂溢性皮炎、黄褐斑,某些继发性或炎症后色素沉着斑等。

面膜倒模术,包括中药面膜和倒模 2 种。在做之前均需先清洁皮肤,然后涂药、喷雾、按摩,集理疗、按摩、药物为一体,以达到治疗青春痘和皮肤美容的目的。

面膜是由药物与聚乙烯醇等有机物结合而成,方法为将少许成膜剂涂于面部,约 1 小时后将膜揭去,根据病情可 2～3 天用 1 次。倒模则是将按摩、药物及石膏倒模塑形按一定程序进行的治疗方法。

3 常用的面膜分几类

目前常用的面膜是具有美容护肤作用的中药或某些天然植物。

中药面膜:将面膜粉加入少量的蜂蜜,用水调成糊状,然后涂于面部,边涂边喷雾边中医按摩。应循经按穴位和血循环的方向进行按摩,以达到治疗青春痘的目的。

倒模面膜:在基质中加入不同药物,制成各种霜剂。然后将霜剂涂于面部,边涂边喷雾边按摩数分钟。接着用脱脂棉将眼、鼻、口和胡须部盖好后,再将石膏用水调成稀糊状,涂于面部,注意要露出鼻孔和口。待石膏由软变硬变热,然后由热慢慢变凉,即可将石膏取下。

4 常用于治疗青春痘的面膜配方有哪些

在长期的临床实践中,医学工作者不断积累经验,不断进行总结,发现许多类型的面膜对青春痘是有效的。具体包括:

蜂蜜鸡蛋面膜:具有祛斑、美白、紧肤的功效。选择蜂蜜1勺,鸡蛋1个,糯米粉适量。将上述原料混合,再敷脸20分钟。2周做1次即可。

玉米粉牛奶祛痘面膜:具有清除皮肤污垢及杂质、调整肌肤油脂分泌、收缩毛孔的功效。可选择玉米粉2勺,牛奶450毫升。将玉米粉放到碗中,加入牛奶拌匀,呈细滑的泥状。清洁面部之后,用热毛巾敷脸,以舒张毛孔。随后将牛奶面膜均匀涂于面部,但眼睛和唇部都要避开。15～30分钟后,再用温水洗干净。每周1～2次。

香蕉面膜:具有去除皮肤污垢及多余油脂的功效。选择香蕉1根,植物芝士1匙。将香蕉去皮后,与芝士同放搅拌机中,搅拌成糊状。随后,将面膜均匀涂抹在脸上,10分钟后用温水洗净。

马铃薯蛋黄祛痘面膜:具有去除皮肤污垢及多余油脂的功效。选取鲜奶100毫升,马铃薯1个,鸡蛋1个。将马铃薯洗净,去皮,磨碎后放入玻璃器皿中;鸡蛋去蛋清留蛋黄,将蛋黄和磨碎的马铃薯混匀,加入鲜奶;用搅拌棒或筷子将马铃薯、蛋黄、鲜奶搅拌成糊状;将面膜轻轻涂敷在脸上,15 分钟后用温水洗净。

燕麦面膜:具有改善肌肤粗糙、角质堆积,促进肌肤光滑的功效。选取燕麦片、脱脂牛奶。将燕麦片放入温水中浸泡 2～3 小时,加脱脂牛奶搅拌,燕麦滤干。敷于面部 10～20 分钟,然后用手按摩,重点是黑头非常多的 T 字部位,随后再用清水洗净。

土瓜根面膜:具有清热解毒、活血化瘀、软坚散结的功效,可消囊肿、结节,以及粉刺。选择土瓜根、牡蛎,一起打粉,用蜂蜜、蛋清或矿泉水调和,15 分钟后敷面使用。待干后(30～60 分钟)用温水洗掉即可(盐水为佳),隔日 1 次。

麻根莲面膜:具有去黑头、祛斑、美白的功效。方法为,将麻根莲磨粉,与水调成糊状,涂面部,停留 20～30 分钟清洗。

克痤面膜:具有清热解毒、祛斑美白的功效。可选择金银花、连翘、丹皮、大黄、白芷、医用石膏等,制成克痤霜。用法:平卧、洁肤,面部涂油按摩;再用克痤霜(金银花、连翘、丹皮、大黄、白芷各 10 克,碎末,提炼,脱色制成水包油型药霜)做面部按摩;然后将医用石膏 300～400 克以水调浆自鼻根部向下均匀摊开,呈面具状,15～20 分钟后去膜。每周 1 次,4 次为一疗程。

5 什么叫果酸疗法? 为什么可治疗青春痘

果酸是多种化学物质的总称,其中多数物质可在天然水果中找到,因此称为果酸。果酸可以促进真皮层胶原蛋白纤维增生及重新排列,使真皮内的基质增加,从而会使皮肤变得较为光滑有弹性。

果酸换肤是近年来兴起的一种皮肤美容技术。是应用高浓度的果酸作用于皮肤,促使老化角质层脱落,加快角质细胞及上层表皮细胞更新,促进真皮层内弹性纤维增生,对青春痘引起的浅表性瘢痕有较好疗效,同时,还能改善毛孔粗大的情况。此法的优点是安全,副作用小。

青春痘患者,除因本身皮脂腺分泌较为旺盛之外,通常也因角质层较厚而阻塞毛孔,妨碍皮脂的排出。果酸在去除角质的同时,也能让皮肤油脂分泌更为通畅，因此可治疗严重的青春痘。

6 果酸疗法如何操作

首先将患部用特殊清洁剂洗净，然后，将高浓度的甘醇酸（20％～70％）按照额头、鼻子、脸颊、下巴的顺序涂抹。数分钟后，喷上中和液，终止甘醇酸的作用。之后再用冰敷以减轻疼痛及发红，接着涂上营养霜即可。在治疗过程中，患者会感到有些刺痛，治疗结束2天后会慢慢缓解。通常，需要8～10次，才能达到较好疗效。每次换肤间隔2～4周，使用果酸的浓度及时间应逐渐递增。

可选用以下治疗方案：应用浓度20％、35％、50％、70％的果酸（羟基乙酸）治疗青春痘每2～4周1次，4次为一疗程。炎症性皮损和非炎症性皮损具有不同程度减退，消退率为30％～61％。增加治疗次数可提高疗效。

7 果酸治疗需注意哪些问题

在接受果酸换肤之后，皮肤将需要数天至一周的时间才能完全恢复正常。在此期间要特别注意皮肤的护理。

术后若有皮肤肿胀现象，请在24～48小时内冰敷。

术后1周内，每天仅用清水洗脸，以毛巾拍干，避免用力搓揉皮肤。洗脸后依医师指示使用药膏或营养面霜（早晚各1次），直至皮肤恢复正常。

大约1周后，皮肤恢复正常，即可停用药膏或营养面霜。可用清洁剂清洗脸部，但不要用海绵或毛巾用力擦拭，应轻轻拍干，以免刺激皮肤。同时，可恢复使用原来用的果酸保养面霜、果酸乳液或果酸凝胶。

在皮肤恢复之前，应避免日晒，也不能使用防晒乳液。不能戴帽子，以免形成压痕。皮肤恢复后，外出应该涂防晒乳液。

术后局部会有轻微瘙痒、灼热或疼痛，甚至脱屑或结痂。这些症状一般在术后1周内逐渐消失。

果酸治疗后,有可能引起瘢痕、感染、红斑,以及色素沉着,但这种情况很少发生。

8 何谓蒸汽美容? 有何作用

蒸汽美容是一种较先进的美容健肤法。基本原理是以较高的温、湿度刺激面部,使毛孔开启,加快血液循环,消除污垢,减轻黑斑与皱纹,使面部红润细腻,洁白光滑,健康饱满。

蒸汽美容是借助美容喷雾器,产生水蒸气,作用于人的颜面部,发挥治疗作用。具体如下:

促使毛囊及角化细胞软化,清除毛囊深层的污垢和角化细胞,使皮肤清爽、光滑和细腻。

减少或消除面部皮肤色素沉着,使面部皮肤柔滑、白嫩。同时,增加皮肤弹性,减少皱纹。

有效补充皮肤水分,使皮肤保持湿润状态并具有一定的弹性。角质层水合程度提高,可使皮肤的吸收作用增强,对营养的吸收作用也随之增强。

改善皮肤的微循环,增强皮肤、神经、血管的营养供应,使皮肤保持红润、光泽和柔嫩。

离子化后的蒸汽富含氧离子,喷射时产生的冲击力有利于增强皮肤对氧离子的吸收。

加强皮肤的有氧代谢,增加氧合血红蛋白在组织中释氧,使皮肤的氧气供应情况改善,可减轻皮肤的水肿、渗出、瘀血、瘙痒等,促进皮损愈合及上皮细胞再生。

蒸汽喷雾设备一般安装有紫外线灯,启动后可产生臭氧,具有一定的杀菌消炎作用。

9 蒸汽美容的方法是什么

蒸汽美容一般每次 10~15 分钟,过敏性皮肤则为 3~5 分钟;冷喷蒸汽一般为 20 分钟。冬季时间可稍长一些,夏季则应短一些。护肤每周可进行 2～3 次；治疗用药熏蒸则可每日 1 次。喷雾熏蒸时应根据喷雾气体的强弱、大小及美容受术者对蒸汽的敏感程度来调整喷头与面部皮肤的距离，一般以 30～50 厘米为宜。

10 采取蒸汽美容术治疗青春痘，应注意哪些问题

蒸汽美容术，是借助仪器喷雾，甚至是沸水来完成的，所以患者的安全和舒适程度十分重要。为保证安全，熏蒸过程中应密切观察喷雾状况，容器内的水量不能超过水位警戒线，以免水沸时突然喷射出来烫伤皮肤。熏蒸时应全身放松，微闭双眼，以免因蒸汽刺激睑结膜、球结膜引起水肿，导致短暂的视物不清。另外，还应注意仪器的通畅，避免因喷雾不匀或加热不足影响治疗效果。

11 青春痘患者使用化妆品应注意哪些问题

青春痘患者使用化妆品，应注意以下问题：

第一，使用具有防治青春痘作用的化妆品，常有的成分是硫黄、甘油、氧化铅、水杨酸、苯酚、樟脑、维生素 A、维生素 E、叶绿素、乙醇、聚乙二醇、丙二醇、雌激素、胆固醇、界面活性剂、中草药、凡士林、脂肪酸、抗生素及防腐剂、色素、香料等。

第二，患者可使用化妆水、霜剂和乳剂等，及时清洗面部的油性分泌物，防止毛囊及皮脂腺堵塞，不宜使用油剂和膏剂化妆品。

第三，患者外用药物时，最好每天用温水、少许洗面奶或香皂清除面部的油脂及尘土 2～3 次，然后再在皮损处涂擦药物。待药物干燥后，再全面使用化妆品，如化妆水、乳液等。

第四，重症患者或炎症反应较强时，应该禁止使用粉底霜或扑粉。

第五，要注意避免使用含有香料的化妆品，谨防香料诱发接触性皮炎。

12 青春痘患者应如何进行面部清洁

青春痘患者在进行面部清洁时,应注意以下问题:

第一,要坚持使用青春痘皮肤专用的洗脸皂或洁面剂。专用洗脸皂或洁面剂不含皂基和乙醇的成分,不会对青春痘再次造成刺激。

第二,不能过度清洁皮肤。因为清洁过度会刺激细胞分泌更多油脂,形成恶性循环。

第三,卸妆、洁面必须分别进行,因为只有含油分的卸妆液才能彻底清除同属油性的化妆品。

第四,还要注意,用专用海绵辅助洗脸,让油腻的皮肤变得清爽。要把洁面液在手心揉搓出泡沫,再用海绵使泡沫增加;把海绵从脖子、嘴巴四周、下巴、脸颊、鼻梁等处按顺序轻刷,最后用温水冲走泡沫,再用冷水拍脸。

13 为什么果酸换肤和微整形可去青春痘瘢痕

针对青春痘瘢痕,也可以采取果酸换肤疗法。使用高浓度的果酸可以去除浅层的青春痘瘢痕,同时,也能使毛孔粗大的情况得以改善。

最近,微整形业务发展迅速。通过局部植入物(如胶原蛋白)注射,可以促使皮肤凹陷部分隆起,从而与周围皮肤组织平整。因此,可用来治疗萎缩性的青春痘瘢痕。

青春痘的特殊疗法

1 何谓封闭疗法？ 适合于哪种类型的青春痘

封闭疗法,是由局部麻醉演变而来的一种治疗疼痛的方法。封闭疗法的基本操作方法是,将局麻药和激素类药物的混合液注射于疼痛的部位,达到消炎、镇痛的目的。封闭疗法对于囊肿性、结节性、瘢痕性青春痘,也具有很好的效果。

具体可选择曲安奈德注射液 50 毫克,加 2% 利多卡因 5 毫升,混合,行结节、囊肿损害内注射,每次间隔 1～2 周,注射数次。损害内注射皮质类固醇对减少炎症性丘疹、脓疱和较小的囊肿特别有效。

选择阿奇霉素针剂 0.25 毫克,加 2% 利多卡因 5 毫升,混合,行结节、囊肿损害内注射,每次间隔 1～2 周,注射 2～4 次。对炎症明显的脓疱和囊肿效果较好。

2 如何用针刺疗法治疗青春痘

局部取穴下关、颊车、攒竹,全身取足三里、合谷、丰隆、三阴交。留针 30 分钟。

另外,也可选取大椎、合谷、内廷、阳白、颊车等穴位。肺胃蕴热证加曲池、肺俞;胃肠湿热证加大肠俞、足三里、丰隆;月经不调加太冲、膈俞、三阴交;痰瘀互结证加丰隆、阴陵泉、血海。中等刺激,留针 30 分钟。一日 1 次,10 次为一疗程。

3 如何用耳针疗法治疗青春痘

耳针疗法是中医传统的针刺疗法之一。根据经络学说,耳部与十二经络均有密切关系。在耳郭上一定部位针刺可治疗某些疾病。它具有操作简便、适应证广、疗效迅速等优点。

方法是用三棱针消毒后对准耳前、耳后、内分泌、皮质下穴速刺出血,隔日 1 次,10 次为一疗程。

另外,也可以采用耳穴埋针方法。主穴膈穴,配穴肺穴,用皮内针埋入,治疗青春痘,效果较好。

4 何谓刺络拔罐? 对青春痘有效吗

刺络拔罐,系点刺出血加拔罐的一种治疗方法。具体方法:选定治疗部位后,用 75% 乙醇棉球消毒皮肤,先用梅花针、三棱针快速点刺局部,以皮肤红润稍有渗血为好。将火罐迅速拔在渗血部位,火罐吸着后,留置时精心观察出血多少决定拔罐的时间。血少可时间稍长,血多即刻取罐。一般每次留罐 12 分钟。起罐后,用消毒纱布擦净血迹,每次吸出的血不可太多。

刺络拔罐,治疗青春痘,常取穴大椎、太阳,用三棱针快速点刺放血,加拔罐 3 分钟,每周 1 次。

应该注意的是,心力衰竭、恶性肿瘤、活动性肺结核、精神病患者,出血性疾病、急性传染病患者及孕妇、年老体弱者禁用此疗法。

5 为什么可用水针疗法治疗青春痘

水针疗法是在人体的一定部位或穴位中注入中西药物,以治疗疾病的一种方法。通过注入中西药物和针刺穴位的双重作用,以调整机体功能。该法对青春痘、黄褐斑、扁平疣等均具有一定效果。

6　如何用水针疗法治疗青春痘

在采用水针疗法治疗青春痘时,首先要选用合适的针具。常用注射器有 1 毫升、5 毫升、10 毫升 3 种。耳穴最好选用 1 毫升注射器。常用针头为 4～6 号普通注射器针头。

其次是药物和剂量:生理盐水、低浓度葡萄糖注射液、注射用维生素类、多种组织液、抗组胺类以及中药注射液,如当归、红花、板蓝根、柴胡、鱼腥草、复方丹参、川芎注射液等。药物的一般用量通常为常用注射量的 1/5～1/2。

选穴及操作方法:一般采用主要穴位注射,每次选 1～2 个穴,最多不超过 5 个穴。

7　耳穴压豆可以治疗青春痘吗

中医认为,人的五脏六腑均可以在耳朵上找到相应的位置,当人体有病时,往往会在耳郭上的相关部位出现反应,刺激这些相应的反应点及穴位,可起到防病治病的作用,这些反应点及穴位就是耳穴。

耳穴压豆法是在耳针疗法的基础上发展起来的一种保健方法。具体操作是将表面光滑近似圆球状或椭圆状的中药王不留行籽或小绿豆等,贴于 0.6 厘米×0.6 厘米的胶布中央,然后对准耳穴贴紧并稍加压力,使患者耳朵感到酸麻胀或发热。贴后嘱患者每天自行按压数次,每次 1～2 分钟。每次贴压后保持 3～7 天。

治疗青春痘,常取穴肺区、内分泌、交感、面颊、额区。皮脂溢出者加脾区;便秘者加大肠区;月经不调者加子宫、肝区。每次取穴 4～5 个,贴压王不留行籽,每周 1 次,4 次为一疗程。

8　自血疗法治疗青春痘,效果如何

自血疗法,是一种传统的疾病治疗方法。这种方法主要是将皮肤病患者自身的血液,从静脉血管内抽出来,再由臀部肌肉或者经某些特殊的穴位(比如足三里)注入患者自身体内,从而刺激机体的非特异性免疫反应,进而调理人体内环境,增强机体免疫力,以达到治疗某些疾病的目的。具体方法为从患者的静脉里抽取 5～10 毫升血液(不加抗凝剂或药物),随即直接注射到患者臀部的深层肌肉。每周 1～2 次,一般 10 次为一疗程。

自血疗法,对于皮损广泛,炎症明显,且年龄较小的青春痘患者,效果较好。

9　哪些类型的青春痘适合外科治疗

对于一些大的结节性、囊肿性青春痘皮损,或者窦道,可以选择外科的方法进行处理。局部外科治疗可使粉刺、脓疱和囊肿较快地消退。

我们可用锋利的 Bard－Parker 手术刀在毛囊边缘划小切口,然后用粉刺吸取器将粉刺内容物挤压出。这种方法不会产生瘢痕。对于用异维 A 酸治疗的患者,若 10～15 周后仍然存在肉眼可见的粉刺,可将其挤压而去除之,因为它们可能不会因治疗而消退。

另外,对于青春痘遗留的萎缩性瘢痕,还可采用外科磨削术或激光磨削术。

10　挑治和湿敷对青春痘效果如何

最近,我们医院的皮肤科也开展了一项特殊的疗法,清痘治疗。对于青春痘的皮肤损害,患者自己是不能去挤压的,因为可能破坏皮脂腺的结构,进而留下瘢痕。如果你的青春痘比较严重,想快一点好,可选择到医院进行清痘治疗。

第一步是挑治。挑治能即刻清理毛孔,清洁脓疱、囊肿,迅速、明显地减轻皮肤损害。

第二步为湿敷。挑治结束后,可用中药进行湿敷。一方面能起到消炎、消肿的作用;另一方面,通过药物的渗透、局部作用,能够控制油脂的过度分泌。

11　什么叫拔膏疗法

拔膏疗法是由赵炳南教授和刘蔚同教授积多年临床经验,总结出的治疗方法。他们采用黑色拔膏棍、脱色拔膏棍和稀释拔膏棍,加温后外贴于皮肤局部,来治疗多种皮肤病。拔膏的药味组成和剂型都起源于古代的膏药,但又有所改进,有所创新。

12　拔膏是如何制作的?　拔膏疗法能治青春痘吗

目前,拔膏疗法所用的拔膏,包括黑色拔膏棍、脱色拔膏棍和稀释拔膏棍 3 种。其基本药物(群药)相同,但因所加基质类药物不同,而各有特点。

群药类,包括鲜土大黄梗及叶、大枫子、百部、皂角刺各 60 克,鲜凤仙花、羊蹄根、透骨草、马钱子、苦杏仁、银杏、露蜂房、苦参子各 30 克,穿山甲、川乌、草乌、全蝎、斑蝥各 15 克,金头蜈蚣 15 条。药面类,包括白及面 30 克,藤黄面、轻粉各 15 克,卤沙面 10 克。制法:用麻油 4 千克,生桐油 1 千克,倾入铁锅内,浸泡群药后,文火炼成深黄色,离火后过滤;再将药油置武火熬炼至滴水成珠(温度约 24℃),然后下丹。每 500 克药油加樟丹 300 克,药面 90 克,松香 60 克,为黑色拔膏棍;每 500 克药油加樟丹 60 克,官粉 420 克,药面 60 克,松香 60 克,即为脱色拔膏棍;每 500 克药油加樟丹 30 克,官粉 210 克,药面 30 克,松香 60 克,即为稀释拔膏棍。这种方法具有杀虫、除湿、止痒、拔毒提脓、通经止痛和破瘀软坚的功效。可用于治疗聚合性青春痘、瘢痕疙瘩、多发性毛囊炎、带状疱疹、硬皮病等皮肤病。

13　什么叫黑布药膏疗法?　对青春痘效果如何

黑布药膏疗法也是由赵炳南教授与刘蔚同教授总结出的治疗方法。其药味组成有:老黑醋 2 500 毫升,五倍子 840 克,金头蜈蚣 10 条,蜂蜜 180 克,冰片 3 克。首先,将黑醋盛砂锅中,在火上熬开 30

分钟。随后加入蜂蜜再熬至沸状,用铁筛将五倍子粉慢慢撒入,边撒边按同一方向搅拌,撒完后即改用文火熬成膏状离火。最后加入蜈蚣粉和冰片搅匀即成。储藏瓦罐或玻璃罐中备用。外涂此药,需2～3毫米厚(勿用金属器械),用黑布或薄布盖之,换药前清洁皮肤,2～3日换药1次。对化脓性皮肤病,常与化毒散软膏各半调和外用。此法可破瘀软坚、聚毒催脓,主治聚合性青春痘、囊肿性青春痘、瘢痕疙瘩、疖、痈、毛囊炎等。

14 为什么局部封闭能治疗青春痘瘢痕

局部封闭是一种传统的治疗方法,主要是通过将药物注射到皮损局部来发挥治疗作用。常用来治疗一些顽固性的疼痛,或者瘙痒性皮肤病。近年来,这种方法被用来治疗某些顽固性局限性皮肤病,也取得了较好效果。其中,用于治疗青春痘引起的增生性瘢痕,效果就很不错。

针对青春痘引起的增生性瘢痕,可采取局部注射皮质激素的方法,一方面可抑制细胞增生,促使细胞萎缩,另一方面还具有抗炎作用。

有时,局部封闭联合手术切除、放射治疗等方法治疗青春痘瘢痕,效果会更好。

青春痘的治疗现状和发展

1 为什么四环素类药物能治疗青春痘？ 有何不良反应

四环素类药物主要是通过杀灭痤疮丙酸杆菌,降低皮脂腺中脂肪的浓度而发挥治疗作用。这类药物对于中度和重度丘疹、脓疱性青春痘效果较好。第一代四环素类药物如四环素,因为其价格低廉,疗效显著而成为一线药物。但是,由于食物会影响其吸收,需要在空腹时服用。

第二代四环素类药物包括多西环素和米诺环素。其中,米诺环素由于亲脂性强,在毛囊、皮脂腺中浓度高,胃肠道吸收好,所以,疗效较好,且作用持久。另外,与其他抗生素相比,米诺环素发生耐药性最低,吸收不受饮食影响,因此成为目前首选的青春痘治疗药物。

此类药物的常见不良反应,主要有胃肠道症状,如恶心、腹胀等。多西环素还可能发生光敏反应。米诺环素若长期使用,可在患者的甲床、牙齿,以及皮肤暴露部位出现色素沉着。

2 为什么罗红霉素能治疗青春痘

罗红霉素属于大环内酯类抗生素。罗红霉素可用于治疗炎症性青春痘,具有直接的抗炎和抗细菌作用。在低于最低抑菌浓度的情况下,可明显抑制痤疮丙酸杆菌中酯酶和嗜中性白细胞趋化因子的产生。有研究证明,罗红霉素治疗青春痘疗效明显优于四环素。

3 红霉素适用于哪种类型的青春痘

红霉素为大环内酯类抗生素的代表性药物。这种药物能够抑制中性白细胞的趋化反应，抑制痤疮丙酸杆菌生长。同时，也能控制细菌引起的三酰甘油水解，缓解因此带来的炎症反应。

红霉素，对成人寻常性青春痘的各型皮损均有效，对脓疱、炎症性丘疹等炎性损害效果尤佳。尤其适用于不能服用四环素类药物的患者或孕妇。此药的不良反应主要为胃肠道不适，因此建议饭后服药。另外，红霉素容易产生耐药性，建议必要时可与过氧化苯甲酰（局部）联合使用。

4 阿奇霉素和克林霉素治疗青春痘效果如何

阿奇霉素和克林霉素都属于大环内酯类抗生素。其中，阿奇霉素可渗入细胞内，有效抑制细胞内的痤疮丙酸杆菌。此药副作用小，患者依从性好，对重症青春痘且炎症明显者，效果较好。

克林霉素，适用于炎症较重或对四环素类药物耐药的患者。因有发生假膜性肠炎的危险，故全身用药仅限于皮损严重且无肠道疾病的患者。近年来，此药多被选作局部外用药。

5 甲硝唑能治疗青春痘吗

甲硝唑属于硝咪唑类，对厌氧微生物有杀灭作用，而且，在人体内，甲硝唑的代谢产物也具有抗厌氧菌作用。以前，主要用来治疗滴虫病，现在被皮肤科医生用于治疗青春痘。这种药物可抑制痤疮丙酸杆菌的脱氧核糖核酸合成，从而干扰细菌的生长、繁殖，导致细菌死亡，对丘疹、脓疱性青春痘有较好疗效。类似的药物还有替硝唑，其不良反应较甲硝唑要轻。

6 磺胺类药物对青春痘效果怎样

磺胺甲基异噁唑对青春痘有一定疗效。但是,因为有可能发生严重的药疹,目前此药仅用于对其他抗生素无效的患者,或者革兰氏阴性杆菌感染导致的毛囊炎。

7 使用抗生素类药物治疗青春痘,需要多长时间

在青春痘的治疗过程中,口服抗生素的疗程不应少于 2 个月,不宜超过 4~6 个月。其中,四环素与红霉素常规用量为 500~1 000 毫克/次,每日 2 次。

在治疗 3~4 个月之后,患者的临床症状会有很大改善。若病情好转不明显,则可能与耐药因素有关。

8 为什么异维 A 酸能治疗青春痘

治疗青春痘的维 A 酸类药物包括异维 A 酸、阿达帕林、维胺酯等。

其中,异维 A 酸应用最多,效果最好。异维 A 酸是最有效的皮脂腺抑制剂,能针对青春痘发病的多个环节发挥作用。它具有缩小皮脂腺组织、抑制皮脂腺活性、减少皮脂分泌及上皮细胞角化,还有抑制痤疮丙酸杆菌的作用。此药不仅可清除成熟粉刺,而且能抑制微粉刺,预防复发,使青春痘长期处于缓解期。口服异维 A 酸,主要用于治疗重度青春痘,如聚合性青春痘、结节性青春痘、囊肿性青春痘和瘢痕性青春痘等。

异维 A 酸的副作用,包括皮肤黏膜干燥、血脂增高、高流产率和致畸作用。停药后需要继续外用维 A 酸维持,以免病情复发。

9 阿达帕林和维胺酯为什么能治疗青春痘

阿达帕林,属第三代维 A 酸类药物。它通过选择性地与维 A 酸受体相结合,调节毛囊、皮脂腺上皮细胞的分化,减少青春痘粉刺的形成。同时,阿达帕林可以抑制人类多形核粒细胞的聚集,以及炎症介质的生成,从而发挥抗炎作用,改善炎症性皮损。

维胺酯,属维 A 酸衍生物。此药局部应用具有调节角化过程、抑制皮脂分泌、抑制痤疮丙酸杆菌,以及抗炎等作用。

10 为什么水杨酸偶氮磺胺吡啶能治疗青春痘

目前,水杨酸偶氮磺胺吡啶治疗青春痘的原因尚不清楚。多数学者认为,此药可能是通过降低环氧合酶及脂肪酶的活性、控制白三烯和前列腺素的合成和释放,抑制各种炎性细胞的功能来发挥其抗炎效应。这种药物主要用于治疗丘疹、脓疱及炎症明显的囊肿性青春痘。

需要特别提醒的是,长期服用此药的患者须定期查血、尿常规和肝、肾功能等。

11 口服锌制剂能治疗青春痘吗

目前,对锌制剂治疗青春痘的机制尚有争议。一些学者认为,体内锌元素的缺乏,可能导致雄激素合成酶系统紊乱。或者,导致维生素 A 合成减少,血清中维生素 A 水平降低,组织中可利用的维生素 A 不足,从而影响表皮的正常分化。补锌可能解决这些问题,使青春痘病情缓解。

另外,还有学者认为,口服锌制剂能使皮脂分泌减少,并且具有直接的抗炎作用。目前常用的口服锌制剂有硫酸锌、葡萄糖酸锌和甘草锌等。

12　克林霉素外用治疗青春痘效果怎样

由于克林霉素，全身用药可能会引起假膜性肠炎，目前多作外用。此药对脓疱性和丘疹性损害有效，主要剂型有1‰溶液、凝胶、小拭子和洗剂等，可单独使用，也可以联合其他疗法。近年来有学者报道，克林霉素和过氧化苯甲酰的混合制剂，治疗青春痘，疗效显著。有报道称，两者的混合剂不仅可以快速减少痤疮丙酸杆菌的数量，而且能抑制耐克林霉素的痤疮丙酸杆菌的产生。

另外，用于局部治疗的抗生素，还有红霉素、甲硝唑、氯霉素等。

13　阿达帕林和他扎罗汀外用治疗青春痘效果怎样

维A酸类药物局部使用，具有促进上皮细胞分化与生成、调节角化过程、抑制皮脂分泌、抑制痤疮丙酸杆菌、抗炎等作用。常用的外用制剂有维A酸、阿达帕林和他扎罗汀。

早期研制的维A酸类药物遇光和氧化剂容易分解，可引起明显的"维A酸皮炎"，如皮肤干燥、光敏感等。阿达帕林属第三代维A酸类药物，能选择性地与维A酸受体结合，对角质细胞增长与分化发挥调节作用，从而减少粉刺的形成。同时，阿达帕林可以抑制人类多形核细胞的聚集，抑制部分炎症介质的生成，因此具有抗炎作用，能够改善青春痘的炎症性皮损。

阿达帕林和他扎罗汀凝胶起效均比较快，后者的疗效优于前者，而且不良反应发生率低。两者均可单用治疗青春痘，也可与抗菌制剂联合应用，或者用于青春痘的维持治疗。

14　西咪替丁外用能治疗青春痘吗

西咪替丁，为组胺H_2受体阻滞剂，能抑制组胺或五肽胃泌素刺激引起的胃酸分泌，临床适用于治疗胃及十二指肠溃疡、上消化道出血等症。近年来，发现其还具有免疫调节、抗雄激素、抗病毒等多种作用。其治疗青春痘的机制为通过阻断二氧睾酮与毛囊受体的结合，从而抑制皮脂腺分泌。这种药物内服、外用均有效。临床常局部外用2％西咪替丁霜剂。

最近，国内部分医疗单位应用雄激素拮抗剂（如螺内酯、己烯雌酚、苯甲酸雌二醇）＋微量激素（如地塞米松）＋抗生素联合应用，局部外用治疗青春痘，取得较好的临床效果。

15 治疗青春痘瘢痕，可外用哪些药物

青春痘瘢痕发生率很高。除了可用磨削术、点阵激光、局部封闭治疗之外，也可选择多磺酸黏多糖乳膏、康瑞保软膏、重组牛碱性成纤维细胞生长因子凝胶等。这些药物长期使用，对于去除青春痘瘢痕有一定作用。

16 什么叫低剂量异维Ａ酸疗法？ 效果如何

低剂量异维Ａ酸疗法是一种新推出的治疗方法。低剂量异维Ａ酸0.1～0.3毫克/（千克・日）间歇服用，可有效控制青春痘，而且成本低廉。同时，这种方法还可降低皮肤黏膜副反应的发生率。

低剂量异维Ａ酸疗法主要用于年龄较大、皮脂分泌较多或病程较长的青春痘患者。目前也可用于治疗炎症较重或青少年中度青春痘，以替代全身抗生素治疗，从而达到抑制炎症并预防瘢痕形成的目的。对于接受低剂量治疗的女性患者，应告知她们致畸的风险与常规剂量治疗是一样的。

17　二甲双胍治疗青春痘，这种说法靠谱吗

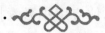

　　最近，外甥女张红从老家给我打来电话，说她脸上长了青春痘，已经有好几年时间了。在当地找了许多医生去看，效果一直不太好。前几天，她从网上看到，有人用二甲双胍治疗青春痘，据说效果不错。她问我这种说法是否靠谱？她自己能不能试试？

　　二甲双胍，是一种治疗糖尿病的常用药物，属于胰岛素致敏剂。最近的研究证实，胰岛素致敏剂在体外对卵巢雄激素的产生有直接的抑制作用。因此，这类药物可以用于治疗雄激素增多的相关疾病，包括青春痘。

　　有学者研究证实，口服二甲双胍 500 毫克，3 次/日，既能够减少胰岛素分泌，同时，也可以减少卵巢产生 17a -羟基黄体酮。这表明，二甲双胍用于对青春痘、卵巢高雄激素症的治疗是有效的。

　　因此，我告诉张红，采用二甲双胍治疗青春痘，这种说法有一定道理。她可以试一试。但是，最好到当地医院咨询一下，在医生指导下使用此药。

18　目前治疗青春痘有哪些新型药物

　　青春痘是一种常见病、多发病，病情表现复杂，病程漫长，可对人们的仪容仪表造成严重的损害。因此，各国学者对此病的研究一直都很重视，并且不断有新的治疗方法和治疗药物推出。

　　目前，治疗青春痘的新型药物包括新型口服避孕药、抗生素类药物、锌类产品、5a -还原酶抑制剂和一些特殊的凝胶制剂，如 Ziana 凝胶等。

19 新型口服避孕药治疗青春痘有何优势

目前,口服避孕药中雌激素的浓度已从50微克降至35微克,甚至20微克,以减少雌激素的副作用。

另外,已研制出第三代孕激素,包括孕二烯酮、炔诺肟酯等,它们对孕激素受体比雄激素受体更具有选择性。市售的含有炔雌醇和炔诺肟酯的避孕药已被FDA批准用于治疗青春痘。

20 那氟沙星是怎样一种药物? 可以治疗青春痘吗

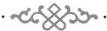

表妹的儿子丁东21岁,从14岁起,脸上一直持续不停地长痘,此起彼伏。尽管脸上已经留了许多"痘坑",可新痘还在生长。他为此感到十分烦恼。

丁东去日本东京留学,听说有一种药物,叫那氟沙星,治疗青春痘效果不错。于是,就通过QQ空间发来信息,询问我这种药的情况。

我曾经翻阅一些资料,知道那氟沙星是一种新型抗生素。目前,在我们国内,还不能买到这种药品。

那氟沙星属于一种喹诺酮类抗感染药,由日本大冢公司研制。1993年,该药的1‰软膏在日本首次上市,用于治疗青春痘。那氟沙星属于第三代喹诺酮类抗菌药,对革兰氏阳性细菌、革兰氏阴性细菌、厌氧菌等都有很好的效果,而且对产β-内酰胺酶的细菌与甲氧西林耐药菌同样有效。

那氟沙星对痤疮丙酸杆菌的最小抑菌浓度仅为0.78微克/毫升。目前使用1‰那氟沙星软膏治疗青春痘和毛囊炎,疗效很好,而且副作用也比较小。

因此,我告诉丁东,他可以使用那氟沙星来治疗青春痘,说不定这种药能够彻底治好他的青春痘呢!

21　锌类产品对青春痘疗效如何

2006年2月,苏格兰Strakan公司推出的治疗粉刺新药Zindaclin在英国上市。Zindaclin是克林霉素与锌的结合物,锌能够促进克林霉素的治疗作用。Zindaclin使用方便,每天只需使用1次即可。

22　新型凝胶制剂治疗青春痘效果如何

2006年,经FDA批准,Ziana凝胶被用于治疗12岁以上患者的寻常性青春痘,据说效果不错。

Ziana是一种水基质凝胶,主要由克林霉素磷酸酯和维A酸2种物质组成。这种药物不含乙醇成分,有每管30克和60克两种规格。

23　5a-还原酶抑制剂是什么物质?　为什么能治疗青春痘

最近,在青春痘治疗中,推出了许多新的药物,其中就有一类药物叫5a-还原酶抑制剂。默克正在研发的MK-386就属于5a-还原酶抑制剂。5a-还原酶为睾酮向二氢睾酮转化过程中所必需的生物酶。二氢睾酮是雄激素的活性形式。在青春痘的好发部位,皮脂腺中5a-还原酶活性较非青春痘好发部位高5~10倍,主要为Ⅰ型5a-还原酶。临床研究表明,Ⅰ型5a-还原酶抑制剂可降低二氢睾酮的含量,因此可用于治疗青春痘。

24　目前5a-还原酶抑制剂包括哪些药物

据资料显示,目前5a-还原酶抑制剂主要包括以下几种制剂:
(1)Tazarotene:属于蛋白质合成抑制剂。
(2)Nadifloxacin:为DNA拓扑异构酶抑制剂。
(3)G-101:为蛋白质50核糖体亚单位抑制剂。

（4）5-氨基乙酰丙酸：为氧化剂。

（5）Cioteronel：为雄激素拮抗剂。

（6）Rauoplanin：属于细胞壁合成抑制剂。

（7）L-751788：属于5a-还原酶抑制剂。

青春痘的治疗

现状和发展

青春痘的预防和护理

1 为什么青春痘患者要注意日常预防和护理

青春痘是皮肤科多发病、常见病,在生活中可以说是司空见惯。青春痘又是一种病因复杂、病程漫长,且症状多样的皮肤病,可以持续几个月、几年,甚至十多年。这种疾病的发生与发展又与我们的日常生活密切相关。因此,青春痘的预防和日常护理更为重要。

2 青春痘患者在饮食方面应注意什么

青春痘患者在饮食方面,应坚持"四少一多"的原则。即少吃辛辣食物,如辣椒、葱、姜、蒜等;少吃油腻食物,如动物油、植物油等;少吃甜食,如糖类、咖啡类、巧克力等;少吃"发物",如狗肉、羊肉等。可以适当进食凉性蔬菜、水果,但也要防止过量伤胃。

3 青春痘患者为什么要多吃水果和蔬菜

皮肤科医生总会在各种场合,提醒青春痘患者,为了预防青春痘的发生,或者病情的加重,在饮食方面应注意多吃水果和蔬菜。比如:苹果、梨、西红柿、西瓜、黄瓜、丝瓜、冬瓜、苦瓜等。研究证明,这些水果和蔬菜,有利于减少皮脂分泌和促进青春痘愈合。

但是,像荔枝、橘子、榴梿等高糖的水果则应该少吃。

4 为什么青春痘患者应限制辛辣、油腻及高糖饮食

通过临床观察,发现辛辣刺激饮食是导致青春痘发生或加重的重要原因。像辣椒、胡椒、酒、咖啡等,都可以加快人体的新陈代谢,增加雄激素的分泌,从而导致更多的皮脂产生,使青春痘患者病情加重。像各种肉制品,如猪肉、羊肉、牛肉等,含有很多的脂肪。糖分多的食品,如甘蔗、巧克力、糖块,以及多种饮料,含有太多的碳水化合物,也可以转化为脂肪,这些因素均可导致青春痘发生或病情加重。因此要限制这类饮食。

5 多吃海带能防治青春痘吗

据报道,吃海带较多的青少年人群中,患青春痘的人很少,究其原因,可能与海带中含有较高的锌元素有关。锌是人体必不可少的微量元素,它不仅能增强机体的免疫功能,而且还可参与皮肤的正常代谢,使上皮细胞正常分化,减轻毛囊皮脂腺导管口的角化,有利于皮脂腺分泌物排出。所以,青少年经常适量地食用海带,有助于预防青春痘的发生。

6 为什么青春痘患者要用温水洗脸

专家建议,青春痘患者应该用温水洗脸,而不是冷水或者热水。因为冷水不容易去除油脂,而热水呢,又会促使皮脂腺分泌更多的皮脂。

使用硫黄香皂清洁皮肤,对青春痘有一定好处。但是,应注意不要选用刺激性肥皂,不要使用雪花膏和其他油脂类化妆品。

7 经常挤压青春痘,会造成什么后果

在多年的门诊工作中,经常可以见到一些患青春痘的年轻人。

他们经常会问一个问题,对于这些痘痘,可以"挤"吗？我总会果断地告诉他们,不行！

千万不要用手和机械去挤压青春痘。尽管青春痘脂栓的排出有利于青春痘愈合,但是,挤压后有可能将脂栓挤入真皮层内,造成深层组织的炎症,最后可能会留下色素沉着和瘢痕。

如果你想让"痘痘"好得快一些,可以到正规医院的皮肤科,专业人员会用特殊的粉刺挤压器为你清痘,然后再配合相关的内服和外用药物。

8 在日常生活中，青春痘患者可采取哪些护肤措施

在日常生活中,青春痘患者可以采取多种方法,对皮肤进行护理：

第一是皮肤的清洁。针对患者皮肤油腻的特点,采取晨起和睡前交替使用中性、偏碱香皂,也可使用适合油性皮肤使用的洗面奶洗脸,并用双手指腹顺皮纹方向轻轻按摩 3～5 分钟,以增强香皂和洗面奶的去污力。随后用温水洗干净,彻底清除当天皮肤上的灰尘、油垢。若遇面部尘埃、油脂较多,应及时用温水冲洗。一般洗脸次数以每日 2～3 次为宜。

第二要疏通毛孔。在面部出现粉刺时,可以打一盆热水,将经洗面奶或细砂磨砂膏净面后的脸置于升腾的蒸汽中。接着用大毛巾包裹面部 3 分钟,促使毛孔打开,再用事先以 75％乙醇棉球消毒过的医用注射器针头(5～7 号)的针帽或粉刺器,柔和地挤压粉刺边缘的皮肤,即可将粉刺挤出来。此法不易损害附近皮肤,不致留下瘢痕。

第三,要避免使用油性或粉质化妆品。除非工作需要,尽量不要化浓妆。建议酌情使用水质护肤品。睡前应彻底清除当天的化妆品,并避免睡前涂抹营养霜、药膏等,使夜间的皮肤轻松、畅通,充分呼吸。

9 青春痘患者在生活中应注意哪些问题

第一，要乐观自信，积极防治。患了青春痘，一定要注意调节自己的心情，保持乐观自信，要积极配合医生，合理诊治。

第二，在生活方面，注意要戒烟，限制酒和浓茶。活动性、炎症性青春痘（如丘疹性青春痘、脓疱性青春痘）患者要少晒太阳，避免风沙。

第三，养成每天运动的习惯。适度运动可促进新陈代谢，对于身体及肌肤都有很好的保护作用。

第四，要保持足够的睡眠。经常熬夜对于肌肤有很大的伤害。据资料显示，肌肤的新陈代谢通常在晚上11点到凌晨2点进行，良好充足的睡眠，能让肌肤得到完善的休养。因此，不管工作或功课有多紧张，我们都应坚持在晚上11点之前上床休息。

第五，一定要注意个人卫生。正确洗脸，定期洗手，还要保持日常用品，如被单、枕头、毛巾的干燥和整洁。额头前的刘海容易刺激皮肤，请尽量将它往上梳。

10 为什么说青春痘患者要注意防晒

众所周知，长期的日光照射，会损伤肌肤。同时，气温升高，能促进汗腺及皮脂腺的分泌，堵塞毛孔，加重炎症反应。因此，青春痘患者一定要做好防晒工作。

另外，青春痘患者应注意限制含碘食物。含碘量多的食物，如紫菜等，在青春痘发作期应尽量避免食用。

11 青春痘患者适合游泳吗

在夏天，许多人喜欢去游泳，游泳不仅是一种休闲、纳凉活动，而且还是一种健身活动。但是，对于青春痘患者来说，在露天泳池游泳，可增加日晒的机会，对肌肤造成损害。其次，游泳池内含有消毒剂,还可能有较多的细菌,有可能刺激皮肤,加重患者的病情。所以,患青春痘的人应尽量少去游泳。

12 面部按摩能治疗青春痘吗

我们知道,面部按摩能促进人体的血液循环,使肌肉松弛、心情放松,是一种很好的休闲娱乐方式。

但是,若面部有青春痘皮损,进行按摩,就有可能加重炎症,或增加细菌感染机会。因此,青春痘患者应尽量避免做面部按摩。

13 饮酒对青春痘有什么影响

酒是一种很普通的饮料,把酒言欢是交流的媒介。有许多的烦恼,有许多的难题,也可以在酒桌上得到解决。

但是,由于过量饮酒,会加速人体血液循环,刺激皮脂腺分泌,导致青春痘病情加重。因此,青春痘患者一定要注意,尽量少饮酒,或不饮酒。

14 女性患青春痘该怎么办

随着环境污染日益严重,女性生活压力逐渐增大,患青春痘的女性也越来越多。青春痘的多数治疗手段,仅能暂时使症状得到缓解,并不能从根本上解决问题。因此,日常生活中的保养和护理就很重要。

第一,女性患者在日常生活中,应该尽量避免食用辛辣、刺激性强,或者生冷、油腻的食物,如辣椒、芥末、鱼、虾、蟹等,因为这些食物会对患者的肌肤产生不良的刺激,导致青春痘病情加重或复发。

第二,要保持良好的生活习惯,保证充足的睡眠。这样可使得身体恢复正常的新陈代谢,有利于体内毒素正常排出。

第三,女性朋友千万不要抠挤青春痘皮损,更不要试图使用化妆品掩盖。否则会引发感染等症状,导致瘢痕形成。

15 为什么怀孕的准妈妈易得青春痘

女性怀孕后,在她们的胎盘和卵巢中,雌激素和黄体酮的分泌量会急剧增加。受激素的影响,原来干性皮肤的人可能会转化为油性皮肤,就很容易长出青春痘。特别是有些女性,在怀孕之前,每次月经之前,面部就会长青春痘,或者,原有青春痘的病情加重。那么,她们在怀孕后也就容易长青春痘。

16 准妈妈长青春痘之后,应如何处理

准妈妈长痘痘的时候,最好不要口服或者外搽药物。因为药物一般短期内难以见效,使用时间过长又可能对胎儿造成损害。准妈妈长青春痘后,应注意以下几点:

第一,保持充足的睡眠:准妈妈应尽量保证充足的睡眠,每天必须睡足 8 个小时。同时也要放松心情,消除生活中的压力。这样就会有助于痘痘的控制和胎儿健康。

第二,要减少糖和脂肪的摄入量:尽管孕期没有必要过分限制饮食,但是如果长了许多痘痘,准妈妈就应减少脂肪、热量及糖的摄入量,多吃绿色蔬菜。

第三,正确洗脸,使用刺激性小的化妆品:早上要用洗面奶仔细清洗,晚上洗脸时先涂抹清洁霜,用棉纸擦拭干净后,再用弱酸性洗面奶洗脸,最后,用清水冲洗干净。有些化妆品含有乙醇成分,可能会刺激粉刺的生长,应避免使用。

17 长时间看电脑会使青春痘加重吗

最近,经常有人问我,长时间看电脑,会使青春痘病情加重吗?看电脑和患青春痘有关系吗?

青春痘为皮肤科的最常见的病种之一,有 80%～90% 的人患本病或曾经患过本病。青春痘的发生主要与内分泌失调、毛囊皮脂腺

导管的过度角化,以及细菌感染有关系。同时,精神情绪、饮食习惯、遗传、免疫功能紊乱等因素对青春痘的发病也有较大影响。

目前,电脑已经成为生活必需品。许多人上班时要面对电脑去开展工作,下班回家则要面对电脑进行娱乐。在电脑开启之后,设备本身会产生较强的电磁波,这些电磁波可能会改变操作者所处的磁场环境,进而会有较多的微生物及灰尘吸附在人的皮肤上,导致青春痘的发生。同时,长时间面对电脑,可能导致身体内分泌失去平衡,免疫功能下降。这些因素都可能导致青春痘的发生,或者使原有病情加重。

因此,使用电脑一定要注意适可而止。如因工作需要需长期待在显示屏前,则每过 50 分钟,就应该休息 10 分钟,以使身心,特别是皮肤得到"休息"。另外,在夜间工作时应注意室内通风透气。电脑关机之后,操作人员要用温水清洗面部和手,保持皮肤的清洁卫生,然后再去休息。

18　青春痘是一种生理现象吗

一些人认为,青春痘多发于青少年,是人进入青春期后,必然会发生的一种生理现象。过了青春期之后,自然会痊愈,因此不需要治疗。这种观点是不准确的,甚至可以说是错误的。

青春痘多发于青少年,但并不是青少年的专利。青春痘的发病主要与内分泌失调、毛囊皮脂腺导管的过度角化,以及细菌感染有关系。如果内分泌处于平衡状态,没有毛囊皮脂腺导管的过度角化,或者没有细菌感染,就不会有青春痘的发生。因此,青春痘是一种常见的疾病,而不是一种生理现象。

如果青春痘皮疹较少,炎症较轻,可不予治疗,待其自然消退。

如果皮疹较多,炎症较重,则应积极治疗。尤其是患有脓疱、结节、囊肿或窦道的青春痘患者,如果没有及时治疗,就很可能会遗留凹陷性或增生性瘢痕,影响皮肤外观。因此,痤疮不仅需要治疗,而且是应积极合理地治疗。否则,很可能会出现难以挽回的后果。

19 喝茶能治青春痘吗

茶文化在我国具有悠久的历史，人们在喝茶的过程中可以学会很多东西。同时，喝茶对于青春痘的缓解也具有一定作用。比如：

绿茶：绿茶有清热降火的功效，对防辐射也有一定的好处。因为绿茶味略苦性寒，具有清热、消暑、解毒、去火、降燥、止渴、生津、强心提神的功能。绿茶富含维生素、氨基酸、矿物质等营养成分，饮之具有消痘美容之功效。

玫瑰花茶：玫瑰花有很强的行气活血、化瘀、调和脏腑的作用，能够缓解青春痘和黄褐斑，以及月经失调、痛经等症状。另外，玫瑰花茶还有助消化、消脂肪的功效。

桃仁山楂茶：此茶的配制方法是，将桃仁9克，山楂9克，贝母9克，荷叶半张，绿茶适量。将前四味加水1 000毫升，以大火烧开，改小火煎15分钟，去渣取汁，装入暖瓶，用以冲泡绿茶。1日饮完，连服30日显效。具有活血化瘀、软坚散结的作用，可用来治疗结节性、囊肿性青春痘。

20 喝酸奶会使青春痘加重吗

青春痘是一种发生在毛囊皮脂腺结构的慢性炎症性疾病，患者应当不吸烟，少饮酒，不喝浓咖啡和浓茶，还要少食辛辣刺激性食物，少食高糖及高脂食物；多吃蔬菜水果，保持大便通畅，局部护理方面尤其要注意不要挤压皮疹，注意面部清洁。

青春痘的发生，与年龄、饮食、睡眠、精神情绪有很大关系。但是，喝酸奶与青春痘的发病没有多大关系，可以继续饮用。

21 为预防青春痘瘢痕的发生，可采取哪些措施

预防青春痘瘢痕形成，可采取下列措施：

第一，要注意面部清洁。常用温水洗脸，因为冷水不易去除油

脂,热水可促进皮脂分泌。可选用硫黄香皂,对青春痘有一定好处。不要选用刺激性肥皂,不要用雪花膏和其他油脂类的化妆品。

第二,饮食要合理搭配。多吃蔬菜和水果,少吃高脂、高糖,以及辛辣刺激性食物,保持大便通畅。

第三,注意不要用手去挤压粉刺,以免引起皮损部位的化脓发炎。否则,脓疮破溃吸收后形成瘢痕和色素沉着,将影响患者的仪容仪表。

第四,注意劳逸结合,保持精神舒畅。患了青春痘,要注意心理调适,以免引起神经内分泌紊乱,使病情加重。

第五,吃海带防青春痘。据研究,海带中含有较高的锌元素。锌不仅能增强机体的免疫功能,而且还可参与皮肤的正常代谢,使上皮细胞正常分化。从而减轻毛囊皮脂腺导管口的角化,有利于皮脂腺内分泌物的排出。

22 为避免青春痘瘢痕形成,我们在日常生活中应注意什么

青春痘是一种慢性疾病,如果治疗不及时,或者处置不恰当,都可能导致瘢痕形成。为预防这种情况发生,在日常生活中我们应注意以下问题:

第一,患了青春痘,要及时正确地治疗,尽快控制病情。这样才能减少或预防瘢痕形成。

第二,在治疗过程中,配合用一些美白保养品,或果酸类产品,如维生素 C、松果素、维 A 酸、曲酸等,可预防色素沉着或瘢痕形成。

第三,敷面膜对于消除青春痘痘印有一定作用。一方面敷脸时面膜可提高皮肤的表面温度,改善面部血液循环,促进新陈代谢。同时面膜中所含预防色素沉着或修复营养成分能更好地被皮肤组织所吸收。

另外,进行青春痘瘢痕治疗后,首先要注重防晒,大量紫外线照射会使患者恢复期的皮肤产生色素沉着,因此不宜进行时间过长的户外活动。

在食品方面,可以补充一些能促进色素代谢、加速皮肤愈合的食

物，比如：百合、绿豆、银耳、莲子、薏苡仁等。还有坚果类食物，如杏仁、核桃、板栗等。含有维生素 C、维生素 A 的蔬菜水果，如花椰菜、白菜、绿色蔬菜、西红柿、柠檬、草莓、猕猴桃等，也可以多用。

青春痘的相关疾病

1　和青春痘相关的疾病有哪些

　　在青春痘的发生过程中，常有一些疾病和青春痘同时发病，或相继发病，或者在发病原因、发病过程，以及皮肤表现上有很多相近、相似之处。这些疾病主要包括皮脂溢出症、皮脂缺乏症，以及脂溢性皮炎、脂溢性脱发等。另外，酒渣鼻、毛囊虫皮炎、糠秕孢子菌毛囊炎等，也与青春痘有一定的关系。

2　哪些因素能影响皮脂腺的生长发育和分泌

　　皮脂腺的生长发育和分泌主要是受到雄激素的直接影响。另外，年龄、性别、季节、环境、精神因素、脂肪及糖代谢、维生素代谢及消化道功能等也与皮脂腺的生长发育和分泌有密切关系。皮脂腺疾病大多数与皮脂腺腺体、皮脂腺导管、毛囊漏斗，以及皮脂的分泌有关系。

3　什么叫皮脂溢出症

　　皮脂溢出症，是由于皮脂产生、排出过多而发生的一种炎症性疾病。此病的发生主要是由于皮脂腺的分泌功能过强，产生了大量的脂类物质，被排出在皮肤表面。这种病的主要表现为头皮、面部鼻翼两侧，以及胸背部靠近中线部位的皮肤多脂、油腻、鳞屑增多。

4 皮脂溢出症是如何发生的

皮脂溢出症的确切病因及发病机制尚不完全明了,可能是多因素的影响所致。雄激素水平增高可能是皮脂分泌增多的主要原因。另外,此病也与年龄、性别有关。临床上常可见家族性分布的特点,有一定的遗传倾向。某些神经系统疾患,如 Parkinson 病的疾病进展期,皮脂分泌水平可高于正常的 2 倍。Down 综合征、动脉硬化、肾上腺肿瘤、癫痫、糖尿病及某些乳腺疾病患者的皮脂分泌可明显增加。

5 皮脂溢出症可分哪些类型？ 油性皮脂溢出有哪些表现

在临床上,皮脂溢出症可分为油性皮脂溢出、干性皮脂溢出,以及老年性皮脂增多症 3 种类型。

油性皮脂溢出,除新生婴儿外,大多自青春期发病,20～40 岁为高峰,至老年后症状逐渐减轻。油性皮脂溢出虽然可以单独存在,但往往并发脂溢性皮炎、毛囊炎及青春痘等。临床表现为皮脂分泌旺盛,皮肤表面和头发油腻、光亮,以颜面的前额、鼻部和头皮最为明显,严重者两肩胛之间和胸部也可累及,皮脂溢出部位擦拭后很快又复溢出。由于灰尘和皮脂黏附混杂,可形成脂垢堆积。毛囊口常扩大或为脂栓所充塞。用手指挤压,可见白色线状软脂自毛囊口排出。

6 干性皮脂溢出有哪些表现

干性皮脂溢出,又称头部单纯糠疹。部分患者头部皮屑可检测到卵圆形糠秕孢子菌。临床表现为头部弥漫性、灰白色、油腻性、糠秕状鳞屑,常伴有瘙痒。头皮通常无明显炎症。通常呈慢性发病过程,逐渐加重,迁延日久可导致头发脱落、稀疏。

7 皮脂溢出症患者在生活中应注意哪些问题

皮脂溢出症患者在生活中,首先要限制摄入过多的动物类脂肪、糖类及刺激性食物。其次,使用碱性较强的洗发剂,会刺激皮脂腺分泌,所以最好使用中性或酸性洗发剂。再次,含有硫黄的洗发剂有助于洗脱皮脂,保持头发的适当干燥和疏松。最后,减少洗发次数可使已溢出的皮脂堆积,形成反压力而有助于减少皮脂分泌。

8 如何治疗皮脂溢出症

治疗皮脂溢出症,可选择 2.5％二硫化硒香波、2％酮康唑香波,因其具有杀灭细菌和真菌的作用,用其洗发,有助于去除鳞屑和止痒。症状较轻者可口服维生素 B_2、维生素 B_6 及复合维生素 B。对油性皮脂溢出症状严重者,可选择口服抗雄激素药物如螺内酯,每次 20 毫克,或西咪替丁,每次 200 毫克,每日 3 次口服。必要时也可短期服用异维 A 酸,每日 10～20 毫克,或维胺酯胶囊,每日 75～150 毫克。

另外,也可口服中药龙胆泻肝丸或健脾丸,对油性皮脂溢出有较好效果。有干性皮脂溢出时,可服用祛风换肌丸。

9 什么叫皮脂缺乏症? 此病是如何发生的

皮脂缺乏症和皮脂溢出症相反,系皮脂分泌过少或者缺乏所引起的皮肤干燥,通常为类似鱼鳞病的皮肤表现。

水是保持皮肤湿润的主要成分之一,表皮的水合作用主要取决于以下 3 个因素,即水从真皮到达表皮的速率、表皮水分丧失的速率和表皮结合水分的能力。水溶性物质(又称自然潮湿因子)包被双层脂质后,才能起到防止水分丢失的屏障作用。如果去除脂质,水溶性物质就会被破坏。当皮脂减少或缺乏,不能在皮肤表面形成皮面脂质膜时,既失去润滑皮肤的作用,也使防止水分丢失的屏障作用受到破坏,导致水分丢失增加,引起皮肤干燥。

某些系统性疾病,如鱼鳞病、特应性皮炎、尿毒症、淋巴瘤、糖尿病、维生素缺乏、麻风、着色性干皮病等可伴有全身性或局部性皮脂分泌过少或缺乏。另外,温度、空气的湿度、年龄及使用碱性洗涤剂等因素也会影响皮脂的分泌,使皮肤湿润程度发生改变。

10 皮脂缺乏症有何临床表现

皮脂缺乏症,病情较轻者仅表现为皮肤干燥、粗糙,小腿和前臂伸侧明显,手背和皮肤皱褶部位很少受累,常伴有瘙痒。严重者可呈全身性皮肤干燥,糠秕样细薄鳞屑,伴程度不同的皮肤皲裂,皲裂处可发生疼痛。由于干燥和瘙痒,常因搔抓和摩擦而引起皮肤局部肥厚、苔藓化。冬季空气干燥,用热水洗浴,使用碱性洗涤剂等可使皮肤干燥程度加重。

11 如何治疗皮脂缺乏症

患了皮脂缺乏症,应避免用过热的水洗浴,可选用中性或弱酸性沐浴露,洗浴后最好选用具有保湿作用的润肤液。

治疗的目的,是通过药物来恢复防止水分丢失和润滑皮肤的屏障作用。由于皮脂分泌过少或缺乏所致的皮肤面积较广泛,通常应选择无明显刺激、不含香料的润肤和保湿制剂,如外用二甲硅油霜、2％维生素 E 乳膏、1％尿囊素乳膏、10％～15％尿素软膏等。对于瘙痒严重、有继发性苔藓化、肥厚皮损的患者,可给予口服抗组胺药,并局部外用糖皮质激素制剂。

12 脂溢性脱发是怎样一种病

脂溢性脱发以往称早秃、男性型秃发、雄性秃发、弥漫性秃发、普通性脱发等,这种病与遗传、雄激素分泌过多,以及皮脂溢出有关。通常先有脂溢性皮炎症状,如头皮部油脂分泌过多、头发有油腻感,继而出现头发脱落、稀疏。

临床表现为患者头皮油脂过量溢出，导致头皮油腻潮湿，加上尘埃与皮屑混杂，几天不洗头就很脏，并散发臭味，尤其在气温高时更是如此。同时，出现头发脱落，头发稀疏。有时，可伴有头皮瘙痒症状。

13　什么是病理性脱发

正常人，平均每天脱发约 50 根，属于正常的新陈代谢。由于每天脱落的头发与新生头发的数量大致相同，因此不会变稀。如果脱发数量超过这个数字，且头发比以前明显变稀即为病理性脱发，如果平时脱发不多，但头发生长非常缓慢，头发渐稀，这也属于病理性脱发。

14　脂溢性脱发是如何发生的

脂溢性脱发的主要原因是过多的皮脂堆积在毛囊周围，甚至压迫或堵塞毛囊孔，干扰了毛发的正常生长。此外，皮脂中的油酸、亚油酸等过量时对毛囊有毒性作用，可导致毛发中毒、枯萎、脱落。脂溢性脱发多发生于皮脂腺分泌旺盛的青壮年，逐渐自头顶开始脱发，蔓延至额部。头皮油腻而亮红，结黄色油性痂。

脂溢性脱发以男性多见，而且脑力劳动者多于体力劳动者。临床研究证实，此病的发生可能与人体的内分泌功能（主要是雄激素）、精神状态、遗传以及某些药物因素有关。患者一般从 20 多岁开始，就出现持续性的脱发，病情严重者到 30 多岁，一般到 40 多岁就基本脱光，对患者的仪容仪表造成了极大的破坏。

15　脂溢性脱发可分为哪些类型

脂溢性脱发通常可分为急性脂溢性脱发和慢性脂溢性脱发 2 种类型。

其中,急性脂溢性脱发,表现为头皮油脂增多,瘙痒,有较多头屑或丘疹,毛发在短时间内成簇脱落甚至全部脱光,头皮部可有小丘疹。此病多发生在青春期,以男性较多见,治愈后容易复发。

慢性脂溢性脱发,通常表现为头皮油腻发亮,呈涂油状,有大量灰白色糠秕状头屑,头发干燥,缺乏光泽,瘙痒较重,男性头发从前额两侧及头顶部慢慢脱落,几年或十几年后形成秃顶,但不易形成全秃。这种病多发于青壮年男女,以男性多见,而女性则是表现为头发稀少干枯,毛发也是慢慢地、逐步地脱落,露出头皮,但很少有形成秃顶的可能。

16　脂溢性脱发如何治疗

患了脂溢性脱发,可采取以下治疗措施:首先,可服用维生素 B_2,每次 10 毫克,每日 3 次;维生素 B_6,每次 20 毫克,每日 3 次;或复合维生素 B 每次 3 片,每日 3 次。同时,口服胱氨酸每次 50 毫克,每日 3 次。瘙痒明显者可服用氯苯那敏,每次 4 毫克,每日 3 次。

对于急性广泛性病变者,可服用泼尼松,每次 10 毫克,每日 3 次;或地塞米松,每次 1.5 毫克,每日 3 次,连用 5～7 天。有继发感染者,可使用抗生素口服。

也可以选水杨酸 3 克,间苯二酚 3 克,薄荷脑 0.25 克,稀乙醇加到 100 毫升,外用。或者薄荷脑 0.5 克,苯酚 2 克,煤焦油溶液 5 毫升,间苯二酚 3 克,稀乙醇加到 100 毫升,外用。

17　中医治疗脂溢性脱发有哪些方法

也可以采用中医的方法治疗脂溢性脱发。比如,可选择下列验方:

党参黄芪汤:选生黄芪 15 克,党参 12 克,当归、白术各 9 克,牛蒡子、阿胶、茯苓、枳壳、桂枝各 6 克,甘草 3 克。水煎 2 次,药液混合。每日 1 剂,2 次分服。

铁猪油:选生铁 100 克,腊猪油 500 克。将生铁加入猪油内煮 3

沸。先用醋将患处洗净，用布摩擦起热，然后用油涂。

首乌葛根糖浆：选首乌藤 20 克，葛根 12 克，生地、蝉衣、辛夷花、当归、淫羊藿、紫草、菟丝子各 10 克，制成糖浆 500 毫升。每次 50 毫升，每日 3 次，口服。

18　如何预防脂溢性脱发

脂溢性脱发，是一种常见疾病，病程较长，并且其发病与饮食、精神情绪，以及不良的生活习惯有很大关系。为了保护头发，防止脱发，在生活中应注意下列问题：

第一，要保持心情舒畅。由于对患者仪容仪表的影响，脱发会给患者增加许多精神压力，进而影响饮食、情绪和睡眠。因此，脱发患者一定要调整好自己的心态，树立战胜疾病的信心，消除不必要的紧张情绪。

第二，要合理调节饮食，保持营养均衡。原则上每日膳食中应包括五大类食物：谷薯类；豆类及豆制品；动物性食品如肉、禽、蛋、鱼、乳等；蔬菜水果类；动植物油脂及食用糖。

同时，要避免吃辛辣食物。常常吃辛辣的食物，会刺激毛囊皮脂腺，增加皮脂腺皮脂的分泌，使脂溢性脱发症状加重。

第三，要做好头发护理。在头发处于湿润状态时，头发更加脆弱，不能用力梳。另外，尽量避免对头发进行染、烫、卷等，避免对头发不必要的损害。

第四，要避免长时间游泳。公共泳池中会使用大量漂白粉进行杀菌消毒，但漂白粉对于皮肤有刺激作用，长时间接触会使头皮头发干涩，使脂溢性脱发患者头发更容易脱落。因此，在公共泳池游泳的时候，要佩戴硅胶游泳帽，并且不宜时间过长，损伤发质。

第五，要减少使用电脑的时间。长时间使用电脑，电脑显示屏、键盘、鼠标等都会产生电磁波，扰乱人体的内环境和外环境，导致人体抵抗力下降，从而导致脱发或使脱发病情加重。

第六，要避免吸烟饮酒。专家发现脱发的人有近 7 成的吸烟，不过，具体是香烟中何种有害物质对毛囊起到破坏作用还有待进一步科学验证。大量饮酒也会导致脱发,尤其是辛辣的白酒,乙醇成分会对毛囊造成损害,继而引起脱发。

19 脂溢性皮炎是如何发生的

目前,关于脂溢性皮炎的病因尚不完全清楚。脂溢性皮炎的发病可能与皮脂溢出、微生物感染、气候因素、某些营养素缺乏以及药物等的作用有关。近年来,卵圆形糠秕孢子菌与脂溢性皮炎的关系得到了重视,认为其在脂溢性皮炎的发病中起重要的作用。此外,精神因素、饮食习惯、B族维生素缺乏和嗜酒等,对此病的发生发展也可能有一定影响。泛发而顽固的脂溢性皮炎也可能是HIV感染的一种皮肤症状。

20 脂溢性皮炎有何表现

脂溢性皮炎的皮肤损害,主要出现在头皮、眉弓、鼻唇沟、面颊、耳后、上胸、肩胛间区、脐周、外阴和腹股沟等部位。初期表现为毛囊周围炎症性丘疹,之后随病情发展可表现为界限比较清楚、略带黄色的暗红色斑片,其上覆盖油腻的鳞屑或痂皮。自觉轻度瘙痒。发生在躯干部的皮损常呈环状。皮损多从头皮开始,逐渐往下蔓延,严重者可泛发全身,发展为红皮病。

婴儿脂溢性皮炎常发生在出生后2～10周,头皮覆盖油腻的黄褐色鳞屑痂,基底潮红。眉弓、鼻唇沟和耳后等部位也可能受累,表现为油腻性细小的鳞屑性红色斑片。此病常在3周至2个月内逐渐减轻、痊愈。对于持久不愈者,应考虑特应性皮炎的可能性。

21 脂溢性皮炎应和哪些疾病鉴别

根据典型的临床症状、体征,脂溢性皮炎的诊断多无困难。但是,应注意与下列疾病鉴别:

头面部银屑病:皮肤损害分散成片状,界限清楚,鳞屑很厚,触之高低不平。头发不脱落,短发聚集而成束状。病情严重者皮肤损害可连成大片,扩展至前发际处,侵及前额数厘米。刮去鳞屑有薄膜现象(即将鳞屑刮除,其下为一红色发亮的薄膜)及出血现象(即轻刮薄膜可出现散在小出血点),薄膜现象和出血现象是银屑病损害的重要特征。

玫瑰糠疹:此病皮肤损害好发于颈、躯干、四肢近端,呈椭圆形斑疹,中央略带黄色,边缘微高隆起,呈淡红色,上覆白色糠秕样鳞屑。初起为单个损害,称为母斑;母斑渐大,直径可达 2~5 厘米或更大,有时可有 2~3 个母斑同时出现,1~2 个月后陆续出现较小的红斑,发生于躯干处,皮疹长轴与皮纹一致,一般 4~6 周可自行消退,不复发。

体癣:损害边缘隆起而狭窄,界限清楚,有中央痊愈向周围扩展的环状损害。瘙痒明显,患者往往有手足甲癣的病史。

红斑性天疱疮:主要分布于面、颈、胸背正中部。开始在面部有对称形红斑,上覆鳞屑及结痂。在颈后及胸背部红斑基础上有水疱出现,破裂后形成痂皮。如果压迫或推动水疱,水疱可扩大或移动位置。

22 脂溢性皮炎如何治疗

婴儿脂溢性皮炎通常有自愈倾向,成年人脂溢性皮炎则常为慢性复发性过程,通常需要长期反复医治。包括一般处理、外用药物、内用药等。

23 脂溢性皮炎患者在日常生活中应注意哪些问题

脂溢性皮炎是一种常见的皮肤病,青壮年人多发。其发生与饮食、睡眠、精神情绪等都有密切关系。脂溢性皮炎患者在生活中应注意以下问题:

第一,要生活规律,保持充足的睡眠。

第二,要注意调节饮食,多吃蔬菜,限制多脂及多糖饮食,忌饮酒及辛辣刺激性食物。

第三,还要保持心情舒畅,避免过度的精神紧张。

24　哪些药物外用治疗脂溢性皮炎效果比较好

治疗脂溢性皮炎,可选择下列药物:

第一,糖皮质激素。主要用于炎症较重的皮损,可外涂中效或强效糖皮质激素制剂,疗效好,但不宜久用,尤其是在面部。低效糖皮质激素(如氢化可的松)制剂副作用较小,适用于婴幼儿。

第二,抗生素制剂。外涂2%红霉素软膏或凝胶;5%甲硝唑霜或含1%氯霉素和0.1%地塞米松的霜剂。

第三,硫化硒洗剂。此制剂具有杀真菌和抑制细菌生长的作用,还可减少皮脂分泌及皮脂中脂肪酸的含量。

第四,巯氧吡啶锌洗剂。巯氧吡啶锌洗剂的浓度为1%～2%。除外用于头皮外,还可用于其他部位,如面部、眉弓部和躯干部。将此药涂于患处,停1～2分钟后用清水洗去。每日外涂1～2次,当症状已获控制,改为每日1次即可,但必须坚持下去,以免复发。巯氧吡啶锌洗剂对表皮细胞的增殖有抑制作用。此外,还有广谱抗菌作用,并能抑制卵圆糠秕孢子菌生长。

第五,抗真菌制剂。抗真菌制剂特别是咪唑类的药物治疗脂溢性皮炎有较好的效果。通常使用含酮康唑(2%)、伊曲康唑、益康唑、克霉唑、咪康唑或环吡酮胺的洗剂或霜剂,以及特比萘芬(1%)制剂。抗真菌制剂除抗真菌外,还有抗炎、抗菌和抑制细胞壁脂质形成等多种作用。

第六,硫黄和水杨酸洗剂等。硫黄和水杨酸具有抑菌、除屑作用,对脂溢性皮炎有一定疗效,但不如巯氧吡啶锌和硫化硒,且刺激性大。煤焦油制剂有抗炎、抗菌和抗核分裂作用,但有色、有臭味和有刺激性,故通常仅用于头皮部位。

25 系统治疗脂溢性皮炎可选哪些药物

系统治疗脂溢性皮炎可选下列药物：

第一为糖皮质激素。如泼尼松，适用于皮损面积大而炎症较重的病例。疗程通常限于 7～10 天，不宜过长。

第二为雷公藤总苷。适用于炎症明显、范围较大的患者。若联合小剂量糖皮质激素，则效果会更佳。

第三为抗生素。炎症较重的脂溢性皮炎病灶内，往往合并有细菌感染（主要是金黄色葡萄球菌感染），有时甚至出现脓疱和颈淋巴结增大。适当应用抗生素如四环素或红霉素等，有助于疾病的控制。

26 什么叫皮脂腺异位症？ 有何表现

皮脂腺异位症，又称 Fordyce 病。此症常发生在唇部、口腔和外生殖器的黏膜部位，属于皮脂腺发育的一种生理变异，目前病因尚不明确，可能与青春期雄激素刺激有关。

这种病多见于成年男性。好发于上唇和颊黏膜，也可发生于外生殖器部位。损害为针帽头大小的淡黄色和淡白色丘疹，散在或聚集。也可聚集成斑块状或条索状。通常没有自觉症状，只在进行口腔检查时才可能被发现。

组织学检查为正常外观的皮脂腺，单个或成簇分布。此病一般不必治疗。如果患者要求，也可采用电干燥或液氮冷冻治疗。